Be the Best

Babysitter

做最好的

育儿师

·0~3岁宝宝养护指南·

U0321854

王慎明 编著

四川出版集团·四川科学技术出版社

·成都·

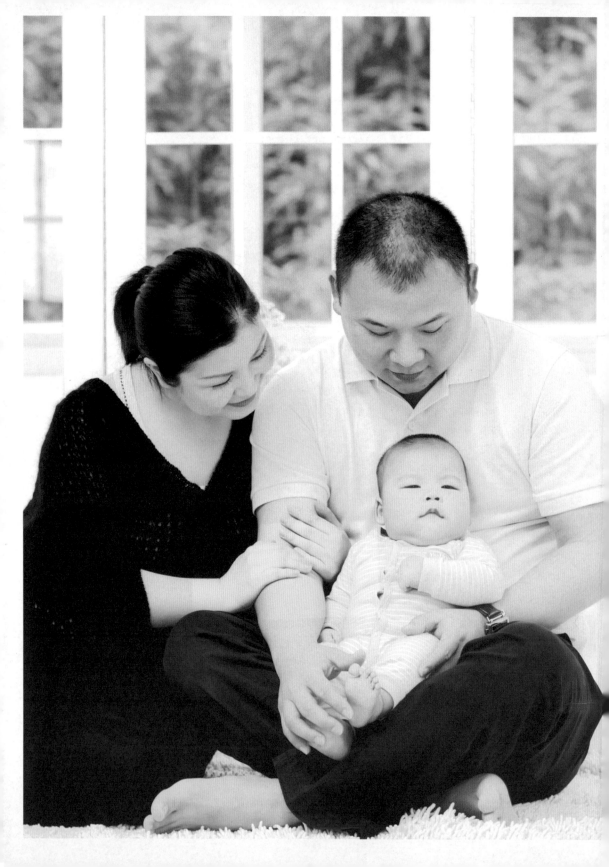

序言 Prologue

用科学和专业
全面呵护宝宝成长的每一天

　　婴幼儿的护理养育方法是否正确有效，对宝宝的健康成长是至关重要的。本书根据婴幼儿生长发育特点和中国国内婴幼儿养护经验，以科学专业的角度，详细讲述了0~3岁婴幼儿喂养、护理、营养、安全与教育等各方面，涵盖的内容包括：

◎ 育儿师的职业道德、专业素养与工作内容

◎ 新生儿及高危儿的特殊护理

◎ 0~3岁婴幼儿喂养及日常护理

◎ 0~3岁婴幼儿身体发育与疾病护理

◎ 家庭常见意外伤害的防范与应急处理

◎ 0~3岁婴幼儿早期教育与智力开发

　　全书图文并茂，语言浅显易懂，所涉及的育儿知识科学、专业，每一个部分都遵循科学规律，从新生儿、婴儿到学步期宝宝，可以从头到尾阅读学习，也可以根据自己宝宝的年龄和需要解决的问题有针对性地速查使用，是家庭育儿的最佳指南，也可作为指导月嫂、保姆工作的参考书。同时还适用于有志于从事育儿师工作的人群以及专业育儿师培训机构、中介服务机构作为相关从业人员参加岗位培训、考核的独立教材。

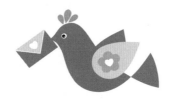

目录 Contents

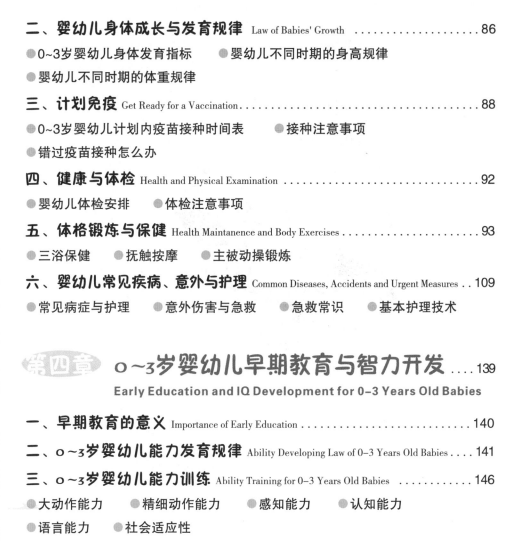

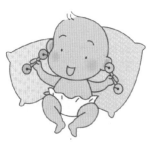

Chapter ONE

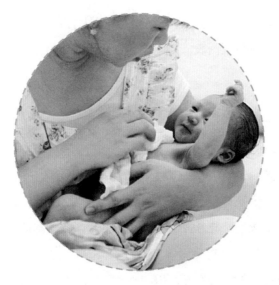

随着社会进步与经济发展，婴幼儿护理与教育的专业育儿师也越来越受到人们的重视。如今许许多多的家庭聘请专业育儿师对婴幼儿进行科学喂养已成为一种流行趋向。当然，要成为一名合格的育儿师，首先必须具备良好的道德素养，更重要的是掌握一定的婴幼儿养护技能。

第一章

育儿师
基础知识

Basic Knowledge of Babysitter

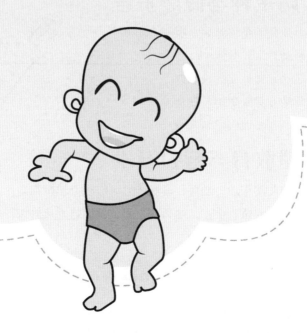

一、家长的好帮手——育儿师

育儿师是用现代教育观念和科学方法对0~3岁婴幼儿进行生活照料、护理和教育的专业人员。

●育儿师的工作内容

育儿师的工作是在了解0~3岁婴幼儿身体与心理发育特点的基础上开展的，主要包括以下几个方面：

🍼 生活照料

★饮食（哺乳与辅食）、饮水、穿戴、睡眠、大小便与三浴（阳光浴、水浴和空气浴）。

★卫生与清洁。包括自身、环境、衣物、用具的清洁与消毒。

★体格锻炼。包括抚触、按摩、主被动操等。

🍼 预防接种与健康护理

★0~3岁婴幼儿的免疫计划与执行。

★0~3岁婴幼儿生长监测。

★0~3岁婴幼儿常见疾病与护理。

★0~3岁婴幼儿意外防护与安全。

★0~3岁婴幼儿心理引导与调节。

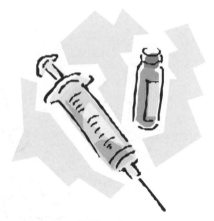

🍼 早期教育与智力开发

★0~3岁婴幼儿动作能力发育和锻炼（大动作能力和精细动作能力）。

★0~3岁婴幼儿五感、语言、社交、心理、自理能力及情绪行为的培养。

●育儿师职业道德守则

　　每个岗位都有自己的道德守则，良好的职业道德是做好工作的基础。育儿师的职业道德要求是对育儿师的最基本要求，每个人都必须遵守。

热爱婴幼儿，尊重婴幼儿

　　请记住！不爱婴幼儿的人永远无法成为一名合格的育儿师。热爱婴幼儿，善于发现他们的优点，而且尊重他们、信任他们，帮助他们树立信心。只有立足这一点，才能运用较合理的教育方法，取得良好的教育效果。

爱岗敬业，优质服务

　　热爱自己的工作岗位，以极端负责的态度对待自己的工作，恪尽职守。在做好本职工作的基础上发扬刻苦钻研的精神，精益求精，积极寻求更优质的服务。

遵纪守法，诚实守信

★了解《未成年人保护法》并遵守。不欺骗、伤害、虐待婴幼儿。

★工作兢兢业业，真实无欺，遵守承诺和契约。

●育儿师专业素养要求

★勤奋学习，有进取精神。

★富有爱心、耐心、诚心和责任心，身心健康，做事有条理。

★具备现代教育观念及科学育婴的专业知识。

★具有广泛的兴趣及宽泛的知识。

★善于沟通，具有与人合作的能力。

★具有解决问题和研究问题的能力。

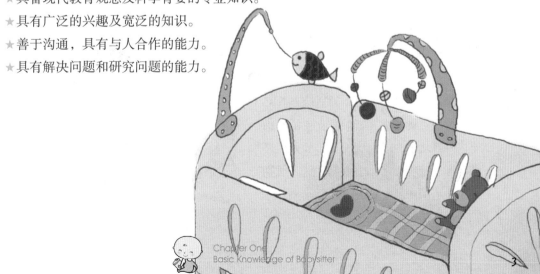

二、0~3岁婴幼儿生理与心理发育

作为育儿师，应该熟知0~3岁婴幼儿的生理与心理发育特点。只有深入了解孩子每个阶段的成长规律，掌握正确的护理措施，才能让孩子的成长更顺利、更快乐！

●0~3岁各期特点及保健措施

从母体里的小胎儿到3岁的幼儿，孩子的最初成长可分为四个阶段，即胎儿期、新生儿期、婴儿期和幼儿期。

胎儿期

胎儿期从精子和卵子结合开始，直到婴儿出生，贯穿整个妊娠过程。胎儿期又分为胚胎期、胎儿中期和胎儿晚期。

★胚胎期：自形成受精卵至未满13周；

★胎儿中期：自满13周至未满28周；

★胎儿晚期：自满28周至胎儿娩出。

胎儿完全依靠母体而生存。由于胎盘和脐带异常或其他原因引起的胎儿缺氧、各种感染、不良理化因素以及孕妇营养不良、吸烟酗酒、精神和心理创伤等不利因素均可导致胎儿生长发育障碍，严重者可致死胎、流产、早产或先天畸形等后果。胎儿期保健的重点是加强早期保健。

新生儿期

新生儿期指婴儿出生后自脐带结扎到未满28天，是婴儿出生后适应外界环境的阶段。此时婴儿开始独立生活，由于内外环境发生了巨大变化，而其生理调节和适应能力还不够成熟，这一时期是生命周期中最为脆弱的时期。

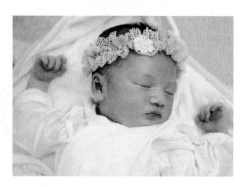

新生儿期的保健重点

★保暖：环境温度对新生儿的体温影响很大，环境温度低可导致新生儿体温下降，甚至体温不升，严重时可导致硬肿症。因此，新生儿的环境室温应保持在20～26℃，湿度保持在50%左右。

新生儿保暖的方法应注意居住环境的大气候和新生儿局部的小气候。居室环境的保暖可采用多种方法，如暖气、空调、室内生炉子等；小气候保暖指的是局部保暖，如睡袋、热水袋、怀抱等。

★喂养：提倡早开奶。生后半小时即可开奶，可按需随时哺乳。只要母乳充足，不必另加其他食物及饮料。如乳汁不足应设法促进母乳分泌，一般方法是增加吮吸次数，乳母保持心情舒畅，并保证充足的营养和睡眠。如乳汁仍不足，可添加其他代乳品。

★护理：新生儿期主要做好脐带与臀部护理，防止脐带发炎或尿布疹的出现。另外，新生儿的衣服宜选用柔软的棉布面料，包裹应宽松，使新生儿手足能自由活动。

★预防感染：新生儿免疫力弱，预防感染十分重要。新生儿居室空气要清新，冬季要定时开窗换气，避免过多探视和亲吻。新生儿需接种卡介苗和乙肝疫苗。

★新生儿早期教育：新生儿的视、听、触觉已初步发展，具备了接受教育的基础，可通过反复的视觉和听觉训练，建立各种条件反射，培养新生儿对周围环境的定向和反应能力，促进手眼协调动作。

婴儿期

婴儿期指婴儿出生至未满1周岁，是出生后生长发育最为迅速的时期。由于生长迅速，婴儿对营养素和能量的需要量相对较大，但其消化吸收功能尚未发育成熟，因此容易发生消化紊乱和营养不良；后半年因从母体所获得的被动免疫力逐渐消失，易患感染性疾病。此期喂养十分重要。另外还需有计划地接受预防接种。

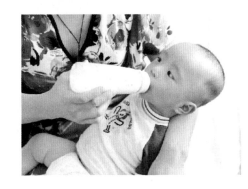

🐣 幼儿期

　　幼儿期指1周岁至3周岁。此期幼儿生长速度稍减慢，但活动范围增大，接触周围事物增多，神经系统和心理发育较快，语言、思维和人际交往能力逐步增强，但对各种危险的识别能力不足，应注意防止意外伤害。由于活动范围增大而自身免疫力尚不够健全，仍应注意防止传染病。

婴幼儿期保健重点

★健康宣教：父母亲是婴幼儿保健服务的中心，家庭是婴幼儿保健的主要场所。因此，提高家长的科学育儿知识成了婴幼儿保健中最重要的内容和方法。要通过多种渠道及方式，把婴幼儿保健的知识和技巧传授给家长，然后通过家长来保护婴幼儿的健康。

★生长发育监测：主要利用生长发育监测图监测婴幼儿的生长情况，是一种适合于家庭和基层婴幼儿保健人员使用的婴幼儿保健措施。

★定期测量体重：一般是出生后6个月内每1个月测1次；6～12个月每2个月测1次；1～2岁每3个月测1次；2～3岁每6个月测1次；3岁以后每1年测1次。

★定期健康检查：根据婴幼儿生长发育的特点，实行定期体格检查，可以系统地了解其生长发育和健康状况，早期发现发育缺陷和疾病，及早进行矫正和治疗。

★计划免疫：按免疫程序完成预防接种。

★预防意外事故：意外事故是0～3岁婴幼儿的第一位危险原因，应加强防范。由于婴幼儿生性好动，好奇心强，缺少生活经验，综合判断能力差，所以特别容易发生意外事故。婴幼儿期常见的意外事故有车祸、溺水、烧伤、烫伤、跌落伤、触电、煤气中毒、误服药物、农药中毒和食物中毒等。

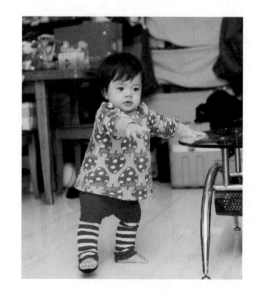

★早期教育：主要是语言、运动、认知能力的培养。

●婴幼儿的心理发展特点

0～3岁婴幼儿的心理发展包含许多方面，其中感知能力、记忆能力、思维能力、想象能力、注意特性、人际交往关系、自我意识水平、情绪和情感特点、意志力和气质特征等都是非常重要的。除此之外，言语能力与动作能力的发展也是整个婴幼儿心理发展过程中的重中之重。

感知能力的发展

感觉能力和知觉能力是两种不同的能力，但又密切相关。感觉反映当前客观事物的个别属性的认识过程，如物体的声、色、冷、热、软、硬等；知觉反映当前客观事物整体特征的认识过程，它是在感觉的基础上形成的。任何一个客观事物都包含多方面的属性，单纯靠某一种感觉是不能全面把握的。

感觉能力的发展

新生儿凭借完好的感觉器官最先发展起各种感觉。最早出现的是皮肤感觉（触觉、痛觉等），其后逐步表现出敏锐的嗅觉、味觉、视觉和听觉。

知觉能力的发展

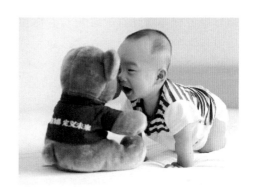

婴儿约6个月能够坐起来的时候，可以较好地完成眼手协调的活动。手在视野范围内完成操纵、摆放物品的活动，这是利用知觉能力综合认识物品特性的过程。一直到3周岁左右，婴儿的各种知觉能力飞速发展。

记忆能力的发展

★1岁以前的婴儿记忆能力比较差，他们5～6个月时可以记住自己的妈妈，但保持的时间很短。在反复出现的情况下，才可以逐步认识周围熟悉的事物，保持对事物的记忆。

★1岁以后，幼儿的活动范围不断扩大，认识的事物增多，能够记住越来越多的东

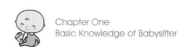

西。但是，这时的记忆无意性很强，主要是凭借兴趣认识并记住自己喜欢的事物，记忆过程缺乏明确的目的性。随着言语的发展、认识事物表象的积累及稳定性增强，开始形成主动提取眼前不存在的客体的意向。

★2岁左右，幼儿可以有意识地回忆以前的事件，不过这种能力还很弱。而且这种能力的出现和发展与言语能力的发展密切相关。

思维能力的发展

人的思维有几种不同的方式，在成人头脑中是并存的。但是，从发生、发展到成熟的过程看，它们并不是同时发生的，一般要经历18~20年的时间。

★0~1岁是婴儿思维方式的准备时期。凭借手摸、体触、口尝、鼻闻、耳听、眼看，发展起感知能力，并在复杂的综合知觉的基础上，产生萌芽状态的表象。正是基于这种表象的产生，在语言的参与下，开始产生萌芽状态的思维现象。

★1~3岁阶段主要产生的是人类的低级思维形式，即感知动作思维，又称"直觉行动思维"。感知动作思维是指思维过程离不开直接感知的事物和操纵事物的动作的思维方式，幼儿只有在直接摆弄具体事物的过程中才能思考问题。

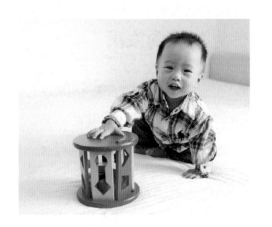

想象能力的发展

想象是对已有表象进行加工改造，建立新形象的心理过程。人类的想象活动是借助于词汇实现的，对已有表象进行的带有一定创造性的分析综合活动。

★新生儿没有想象能力。1岁之前的婴儿虽然可以重现记忆中的某些事物，但还不能算是想象活动。

★1~2岁的幼儿，由于个体生活经验不足，头脑中已存的表象有限，而表象的联想活动也比较差，再加上言语发展程度较低，所以只有萌芽状态的想象活动。他们能够把日常生活中某些简单的行动反映在自己的游戏中。例如，把一块饼干放到布娃娃嘴里，或者抱布娃娃睡觉等。

★3岁左右的幼儿，随着生活经验的不断积累和语言的发展，可以产生模仿成人社会生活情节的想象活动，进行有简单主题和角色的游戏。例如，带上一个"听诊器"，扮成大夫给"病人"看病；拿上一件小衣服，扮成"妈妈"给"孩子"穿衣服等。

★3岁以前的幼儿想象的内容也比较简单，所产生的行为一般是其所看到的成人或其他大孩子某个简单行为的重复，属于再造想象的范围，缺乏创造性。这个年龄阶段的想象经常缺乏自觉的、确定的目的，只是零散的、片断的东西。

🐛 注意特性的变化

注意是一种心理特性，而非独立的心理过程。通常总是伴随着感知觉、记忆、思维、想象等活动表现出来，如注意听、看，全神贯注地想或记等。

注意可分为无意注意和有意注意两种：无意注意是一种事先没有预定目的，也不需要意志努力的注意；有意注意是一种主动服从于一定活动任务的注意，为了保持这种注意，需要一定的意志努力。在整个0~3岁阶段，无意注意占有主导的地位，有意注意还处于萌芽状态。

★3个月左右的婴儿可以比较集中注意于感兴趣的新鲜事物，5~6个月时能够比较稳定地注视某一物体，但持续的时间很短。

★1~3岁时，随着活动能力的发展和活动范围的扩大，接触的事物及感兴趣的东西越来越多，无意注意迅速发展。如2岁多时对周围的事物及其变化，对别人的谈话都会表现出浓厚的兴趣。据调查，对有兴趣的事物，1岁半的幼儿能集中注意5~8分钟；1岁9个月的能集中注意8~10分钟；2岁的能集中注意10~12分钟；2岁半的能集中注意10~20分钟。

★3岁前，幼儿的有意注意刚刚开始发展，水平较差。随着言语的发展和成人的引导，开始把注意力集中于某些活动目标。例如，注意看少儿电视节目，如果节目不能引起兴趣，他们的注意力便会转移。

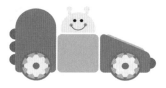

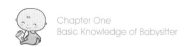

🐛 人际交往关系的发展变化

婴幼儿的人际交往关系有一个发生、发展和变化的过程。首先发生的是亲子关系，其次是玩伴关系，再次是逐渐发展起来的群体关系。0～3岁阶段主要发生的是前两种交往关系。

★0～1岁阶段主要建立的是亲子关系，即婴儿同父母的交往关系。父母是婴儿最亲近的人，也是接触最多的人。在关怀、照顾的过程中，与婴儿有充分的体肤接触、感情展示、行为表现和语言刺激，这些都会对婴儿的成长产生深刻的影响。

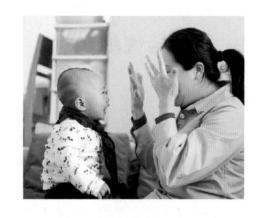

★1岁以后，随着动作能力和言语能力的发展及活动范围的扩大，开始表现出强烈追求小玩伴的愿望，于是出现玩伴交往关系。玩伴交往关系对人的发展起着至关重要的作用，它不排斥亲子关系，也不能由亲子关系来代替。一个人没有玩伴或朋友，就难以形成健康的心理。

★3岁前进行的玩伴交往活动常常是一对一的活动，要建立群体的玩伴交往关系还有一定困难。

🐛 自我意识的发展

自我意识是意识的一个方面，包括自我感觉、自我评价、自我监督、自尊心、自信心、自制力、独立性等。它的发展是人的个性特征形成的重要标志之一。

★婴儿1岁左右，在活动过程中，通过自我感觉逐步认识作为生物实体的自我。

★2～3周岁时，幼儿在不断扩大生活范围、不断增长社会经验和能力、不断发展言语的帮助下逐步形成作为一个社会人的自我。

🐛 情绪和情感的发展

婴儿的基本情绪有8～10种，它们不是同时出现的，而是随着个体的成长、成熟而逐步出现的，其诱发因素各不相同。

0~3岁婴幼儿情绪和情感的最大特点是冲动、易变、外露，年龄越小特点越突出，情绪更多地受外在环境变化的影响，而不是被稳定的主观心态所左右。

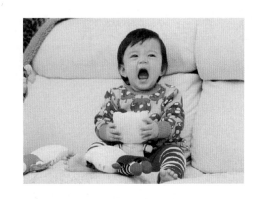

婴幼儿情绪发生时间表

情绪类型	最早出现时间	诱因	经常出现时间	诱因
痛苦	出生后1~2天	机体生理刺激	出生后1~2天	机体生理刺激
厌恶	出生后1~2天	不良气味或味道	出生后3~7天	不良气味或味道
微笑反应	出生后1~2天	睡眠中机体生理过程的节律反应	1~3周	睡眠中机体生理过程的节律反应或触及面颊
兴趣	出生后4~7天	适宜光、声刺激	3~5周	适宜的光、声刺激，或运动物体
愉快（社会性微笑）	3~6周	高频语音和人的面孔	2.5~3个月	人面孔刺激或面对面玩耍
愤怒	4~8周	持续痛刺激	4~6个月	持续痛刺激，或身体活动持续受限制
悲伤	8~12周	持续痛刺激	5~7个月	与熟人分离
惧怕	3~4个月	身体突然从高处降落	7~9个月	陌生人或十分新奇的物体
惊奇	6~9个月	新奇刺激突然出现	12~15个月	新奇刺激突然出现
害羞	8~9个月	熟悉环境中有陌生人接近	12~15个月	熟悉环境中有陌生人接近

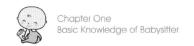

意志力的发展

★新生儿的行为主要受本能的反射支配，没有意志力，饿了就吃，困了即睡。在1～12个月阶段，开始产生一些不随意运动，进而有随意运动，即学会的运动。如玩弄玩具、摆弄物品、奔向某个目标的爬行甚至走路等。初步运动能力的掌握和运动的目的性，为婴儿意志力的产生奠定了基础。

★随着言语能力的飞速发展，各种典型动作能力的形成以及自我意识的萌芽，婴幼儿带有目的性的、受言语调节的随意运动越来越多。1~2岁时更多是由成人用言语调节幼儿的行为，诱导其做某些事情，禁止做某些事情。

★2岁左右的幼儿开始自己用言语来调节自己的行为，他们会有意识地进行或抑制某些行为，但时间极短。比如坐下等待妈妈切水果、等热水稍凉一些再喝等。但他们的行动更多地受当前目的物和行为欲望的支配，有很大的冲动性。

★幼儿具有明显独立性的行为，比如"我要干什么""我不要干什么"，更多地出现在2～3岁阶段。

气质特征

气质特征是婴幼儿个性发展的最原始基础，具有先天的性质，父母是无法选择的。但在气质基础上，婴幼儿个性的形成受后天环境、教育条件的影响极大。充分了解婴幼儿的气质特征，并有针对性地采取良好的、适宜的环境刺激，施加相应的教育影响，能够促进婴幼儿良好个性的形成。

言语的发展

言语是引导婴幼儿认识世界的基本手段之一。它不是生来就有的，而是后天学会的。0～3岁是言语发展的早期阶段，大体可以分为两个时期：

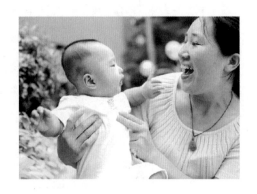

★0～1岁为言语的发生期，包括牙牙学语、开始听懂别人的话和自己说词三个阶段。

★1～3岁为言语的初步发展期，包括词汇的发展、句式的掌握和口语表达三个阶段。

动作能力的发展

　　婴幼儿第1年是动作能力发展最迅速的时期。动作发展包括大动作和精细动作两个方面。婴幼儿的动作能力发育有以下规律：

①从整体动作到分化动作。最初的动作常常是全身的、笼统的、弥漫性的，以后逐渐形成局部的、准确的、专门化的动作。

②从上肢动作到下肢动作。如果让婴儿俯卧在平台上，其首先出现的动作是抬头，然后才逐步发展到俯撑、翻身、坐、爬、站立、行走。

③从大肌肉动作到小肌肉动作。首先是从头部、躯体、双臂、双腿的动作，以后才是灵巧的手部小肌肉动作和准确的视觉动作等。

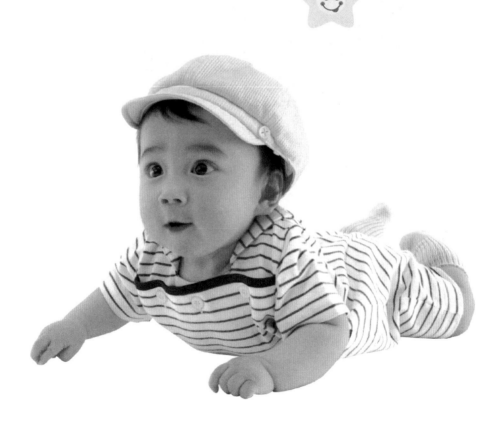

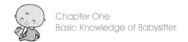

Chapter Two

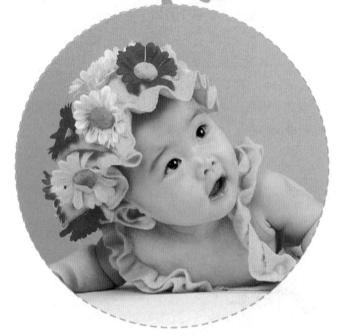

宝宝出生后，与幸福接踵而来的便是繁杂的日常护理。此时了解宝宝、弄懂其需求并尽量给予满足，可以帮助看护人更好地照顾这个新生命，从而更轻松、更舒适地扮演好育儿师这个角色。

0~3岁

婴幼儿喂养及日常护理

Feeding and Daily Caring

0-3 Years Old Babies

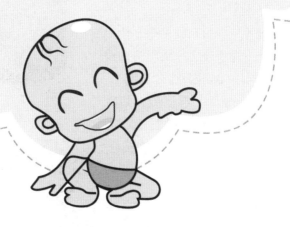

一、婴幼儿饮食与喂养

●喂养

在哺乳的过程中，可在腿上垫一个小枕头，这样有助于宝宝以更舒适的姿势来吃奶，同时妈妈也没那么辛苦。

母乳喂养

母乳是促进婴儿大脑发育最好的食物。母乳含有上千种的营养素，能完全提供婴儿6个月大之前的所有营养，比如乳清蛋白、乳糖、脂肪酸、矿物质等。研究指出，即使在婴儿1岁后，母乳仍可持续提供适当的营养素，尤其是蛋白质、脂肪及多数的维生素和矿物质。

喂奶的步骤

①洗净双手。为了保护宝宝不被细菌感染，务必用肥皂将双手洗净。

②用拇指跟食指捏压乳晕5~6次，使乳头变软。然后用干净纱布沾取温水擦拭乳头及周围的肌肤。

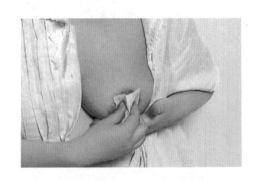

③保持正确且舒服的姿势，确认宝宝的嘴含住妈妈的整个乳晕，嘴唇向上翻起，这样才能吸出奶水。同时注意观察宝宝的吞咽是否正常。

在哺乳的过程中，可在腿上垫一个小枕头，这样有助于宝宝以更舒适的姿势来吃奶，同时妈妈也没那么辛苦。

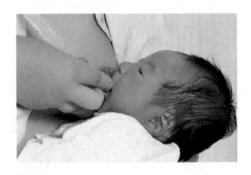

④喂完一边乳房后，再喂另一边乳房。一般以10~15分钟为基准。

⑤宝宝吃饱后，要竖抱帮助其打嗝。

Tips: 怎样拍嗝?

拍嗝是防止宝宝吐奶的一大法宝，给宝宝拍嗝要注意方法。首先将宝宝直立抱在肩膀上，用手部及身体的力量将宝宝轻轻扣住；然后五根手指头并拢靠紧，手心弯曲如同握着个苹果，由下往上轻拍婴儿的背部，帮助其排出胃里的空气。拍的力量应该既能引起震动，又不会让宝宝感觉疼痛。

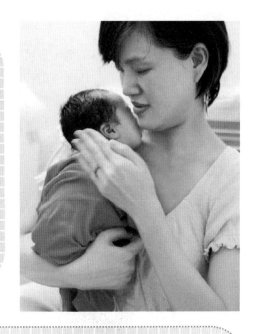

注意

妈妈可在自己肩上垫上小毛巾，防止宝宝溢奶、吐奶，但不能遮住宝宝的口鼻；每一餐可分2~3次来拍嗝，不要等宝宝全部喝完才拍。遇到容易胀气、溢奶、吐奶或宝宝很饿的时候，在开始喂食之后不久就要先帮其拍嗝，这样可有效避免胀气或吐奶。

喂奶的姿势

◎ 侧卧式

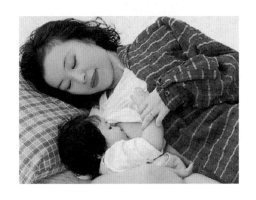

采用侧卧方式哺乳，妈妈的手臂和脚都不会有发麻感，因此非常受欢迎。在喂奶过程中，如果宝宝睡着了，就直接以此姿势让宝宝睡觉，很方便。但是，乳房较大的妈妈要注意，不要让乳房盖住宝宝的口鼻而造成窒息。

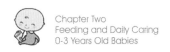

◎摇篮式

坐着时，哺乳一侧脚垫高（也可在膝盖上放一个枕头）。让宝宝的头枕在妈妈的手肘上，用前手臂支撑宝宝的身体，使宝宝贴近妈妈的胸腹。将宝宝靠近妈妈胸口的那只手绕在妈妈背后，另一只手放在妈妈胸前。

◎橄榄式

坐着时，双脚垫高（也可在膝盖上放一个枕头）。像抱着橄榄球一样，用手托着宝宝的头。用另一只手支撑宝宝的身体，让宝宝的脚在妈妈背后，或用手臂夹住宝宝的身体。

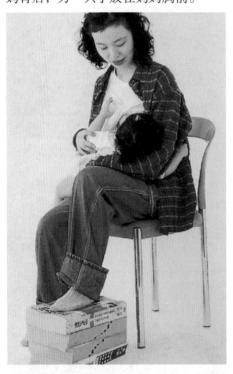

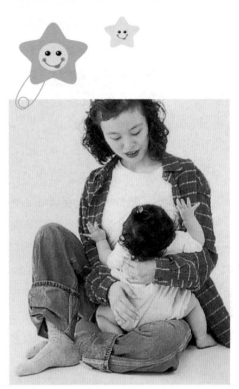

母乳喂养注意事项

产后母乳的分泌会受到许多因素的影响，为确保宝宝有足够的母乳来源，可采取以下措施来维护和促进母乳分泌：

★母婴同室，尽早接触。宝宝出生后，裸身依偎在妈妈怀里，与妈妈肌肤接触，可促进亲子感情，同时增加妈妈哺乳的信心。

★产后立即哺乳。新生儿出生半小时之内就可让其吮吸妈妈的乳头，这样既可以刺激妈妈神经内分泌系统，促进乳素分泌，诱导和增加乳汁分泌量，同时还可以使产妇减少产后出血。

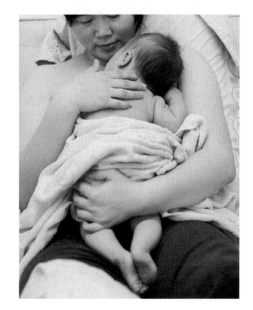

★宝宝出生后的4~8天一定要勤喂，并且每次哺乳都尽量让宝宝吸空乳房，这样可刺激乳汁分泌，增加泌乳量。

★新生儿期间，母乳喂养的宝宝不需要另外再喂水、果汁等。

★按需哺乳，不定时、不定量。

★可通过宝宝的表情、体重增长等情况来判断宝宝是否吃饱。吃饱后的宝宝很安静，有满足的表情，且体重稳步增长，每日有2~3次黄色软便。反之则会出现哭闹不安、体重不增或增长缓慢、大便稀少等异常情况。

★哺乳期间妈妈不要滥用药物，如确实需要服药，也一定要告知医生是哺乳期，避免服用影响宝宝的药物。

★坚定哺乳的信心。母乳获得成功的重要条件，便是妈妈本人要坚信自己能哺喂好宝宝。

★注意补充营养。妈妈在哺乳期消耗的能量比较大，因此一定要及时补充营养，多吃些可以促进乳汁分泌的食物。

Tips：初乳的重要性

初乳，一般指的是产后两天内所分泌的乳汁。初乳呈黄色，略稀薄，量也少。许多家长认为乳汁又稀又少不够婴儿吃，急于喂牛奶、糖水或其他代乳品，甚至有的家长认为初乳很脏，不能给婴儿吃，这些观念都是不科学的。初乳看上去稀而少，脂肪和糖含量低，但蛋白质含量很高，特别是抗感染的免疫球蛋白含量很高，免疫球蛋白对多种细菌、病毒具有抵抗作用，因而初乳的量虽然不多，但却可使新生儿获得大量球蛋白，增强了新生儿的抗病能力，大大减少了婴儿肺炎、肠炎、腹泻的发生率。

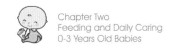

吸奶器的使用

正确使用吸奶器可以帮助妈妈刺激乳汁分泌，增加奶量。当妈妈不在宝宝身边时，还可以将母乳吸出来保存好给宝宝吃。

那么该如何使用吸奶器呢？

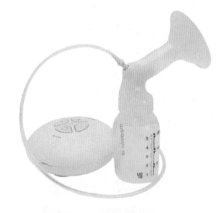

◎选择最适合自己的吸奶器

吸奶器有两种：一种是电动的，由机械控制频率；还有一种是手动的，由妈妈自己掌握。相对来说，电动吸奶器会更省力些，速度也更快；手动吸奶器则更简单、更方便，适合上班族妈妈。

◎吸奶姿势要正确

吸奶时不需要把喇叭口使劲往乳房上按，轻轻地贴着保证不漏气就可以了。按压太紧反而容易局部堵奶。

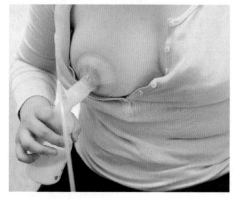

◎多吸才能促进乳汁多分泌

当宝宝不在身边时，建议妈妈每2个小时吸一次，两边乳房各15分钟。这样能提高母乳产量。等产量基本稳定以后，可以慢慢拉长吸奶的间隔时间，2.5小时或3小时吸一次，这样才能保持奶汁的分泌。需要注意的是每次尽量吸空，奶是越吸越多的，如果不吸空，只会越来越少。

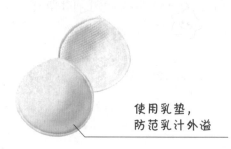

使用乳垫，
防范乳汁外溢

◎做好乳头护理

每次吸完奶后，用吸奶器喇叭罩上的奶擦擦遍乳头和乳晕，然后擦点羊脂膏，这样能保护奶头不皲裂。

母乳的保存及解冻

　　储存母乳的过程直接影响母乳的品质，挤出的母乳要用干净的容器，如消过毒的塑胶筒、奶瓶、市售专用的塑胶奶袋等储存。母乳冷冻最好使用适宜冷冻的、密封良好的塑料制品，其次为玻璃制品，尽量不要用金属制品，因为母乳中的活性因子会附着在玻璃或金属上，从而降低母乳的养分。

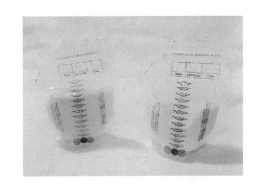

　　以下是母乳储存的细节：

★将母乳分成小份（60～120毫升）冷冻或冷藏，方便根据婴儿的食量喂食，不会浪费。

★密封后写上日期及容量，避免过期。

★装母乳的容器要留点空隙，不要装得太满，或把盖子盖得很紧，以防容器冷冻结冰而胀破。

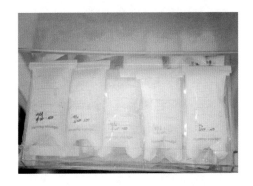

★冷藏或冷冻时避免放在冰箱门上，以免开关冰箱门时，温度不稳定，乳汁容易变质。

★将母乳袋用保鲜膜包好，放在独立的保鲜盒或密封袋内，再放入冷冻柜，可避免受到其他食物影响，破坏乳汁的新鲜度。

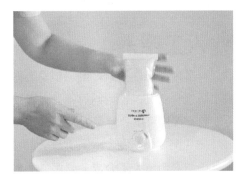

★放在冷冻室里的母乳在食用前需要放在冷藏室内解冻（冷藏时应放在冰箱内层），解冻时间一般为12小时。或直接放在室温下解冻。

★解冻后应轻轻摇晃，让乳汁及脂肪混合均匀。

★直接以袋子隔温水加热，或将解冻的母乳倒入奶瓶隔水加热回温。最好用40℃左右的温水解冻，水温不要超过60℃。解冻后，要立即喂给宝宝喝，喝不完的不可再重复使用。

★不可用微波炉或煮沸法来加热母乳，以免破坏乳汁的营养成分。

★存储乳汁的器具使用后应清洁消毒，以免奶垢残留滋生细菌。

Tips：母乳的保质期限

挤出来的母乳可以保存多久呢？国际母乳协会根据多年的研究成果，列出以下时间表：

◎室温保存

·初乳（产后6天内挤出的奶）：27～32℃室温可保存12个小时。

·成熟母乳（产后6天以后挤出的奶）：15℃室温可保存24小时；19～22℃室温可保存10小时；25℃室温可保存6小时。

◎冰箱冷藏室保存

0～4℃冷藏可保存8天。

◎冷冻保存

·冷冻保存与冷冻箱的情况有关。如果是冰箱冷藏室里边带有的小冷冻盒，保存期为两周。

·和冷藏室分开的冷冻室，但经常开关门拿取物品，可保存3～4个月。

·深度冷冻室，温度在0℃以下，不经常开门，保存期可长达6个月以上。

🍼 人工喂养

母乳喂养当然是最好的，但总有些原因会导致妈妈们不得不给宝宝喂奶粉。如果出现这种状况，也请妈妈不要过于懊恼，目前市面上出售的专门给婴儿食用的配方奶粉，同样可以令宝宝健康快乐地成长！

婴儿配方奶是在参考人类母乳的营养标准后，利用乳牛或其他动物的乳汁，加入其他营养物质人工合成的奶类。通常在母奶不足、妈妈有特殊疾病等因素而无法母乳喂养时，作为母乳的替代品使用。

冲调配方奶

◎ 喂养装置

奶瓶、奶嘴、胶匙、胶刀、剪刀、奶瓶刷、消毒器。

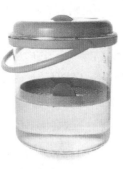

消毒器

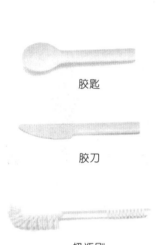

胶匙

胶刀

奶瓶刷

奶嘴

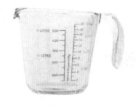

剪刀

漏斗

量杯

◎ 冲调奶粉的步骤

①洗手后取出消过毒的喂养装置。

②倒空滚水壶，装上新鲜的冷自来水，煮滚。把滚水倒入奶瓶中合适的刻度。将奶瓶拿到眼睛的高度进行检查，观察水的分量是否合适。

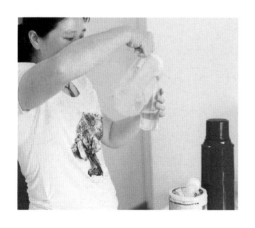

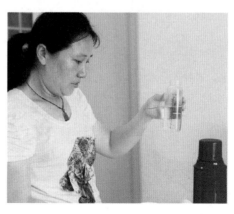

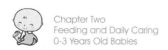

③打开奶粉罐，用其内的特殊量匙取出奶粉，每一量匙的奶粉都用胶刀的刀背刮平。匙中的奶粉，不要堆高，也不要压紧。

④把匙中奶粉倒入装好水的奶瓶中，只按照这些水所需的奶粉量匙数加入，不要多加，奶粉在热水中很快就溶解。

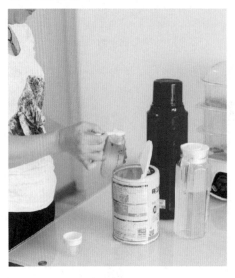

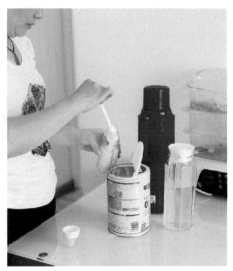

⑤把胶盖与胶垫圈装到奶瓶上旋紧，使奶瓶密闭。摇奶瓶，使奶粉充分混合。

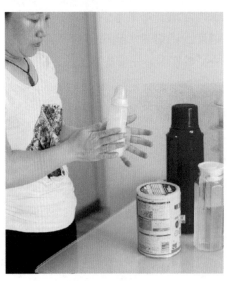

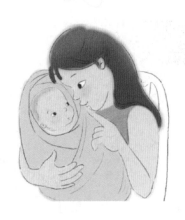

人工喂养注意事项

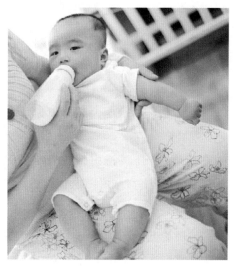

★水必须完全煮沸，冲泡时冷却至适当的温度（40℃左右），可将水滴至手腕内侧，感觉与体温差不多即可。水温过高，不仅会使奶粉中的乳清蛋白产生凝块，影响消化吸收，还容易破坏奶粉中对热不稳定的维生素，特别是有的奶粉中添加的免疫活性物质。

★先在洗净消毒的容器内注入适当的温水，然后按比例倒入相应的奶粉。

★摇晃奶瓶时，以双手滚动奶瓶，或用左右环状的方式摇晃，会尽可能地少产生出气泡。

★将奶瓶呈45度角送至宝宝嘴中。保持奶嘴前端充满牛奶，以免宝宝吸入过多空气而导致胀气。

★注意观察宝宝吸吮的情况。如果吞咽过急，可能奶嘴孔太大；如果宝宝吮吸吃力，可能奶嘴孔太小。需要调整奶嘴孔的大小。

★不管何种情况下，都不要让宝宝独自躺着喝奶，否则宝宝一旦呛奶，容易引起窒息。

★泡好的奶粉在未吃过的情况下，常温存放不能超过2小时。也不要放进温奶器。如有剩余应丢弃，不能再吃。

★宝宝喝完奶后，需抱起来拍嗝，帮助其排气，以免吐奶。

★配方奶喂养的宝宝，在两次喂奶的间隙要喂一次水，0~1岁宝宝每天需补充的水量在120~160毫升右。

奶瓶的清洗与消毒

婴儿的食具，如果清洁工作没做好、消毒不彻底，可能诱发急性肠胃炎。奶瓶的清洁卫生是杜绝传染病及感染源最好的方法。

◎ 洗奶瓶

清洗奶瓶的工作，最好在宝宝喝完奶后马上进行，以免奶瓶上残留牛奶的油脂，难以清洁。

①将奶瓶中剩余的奶液倒出，拆开奶嘴、奶盖等零部件，放入已添加奶瓶专用清洗

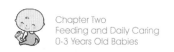

剂的水盆中。

②用奶瓶刷（玻璃奶瓶用尼龙刷，塑胶奶瓶用海绵刷）仔细清洁奶瓶内部，特别注意奶瓶口的螺纹处。

③将奶嘴翻过来清洗内部，用牙签疏通奶嘴孔。

④在流动的水下冲洗奶瓶各部件，反复多次，直到各种残留物冲干净为止。

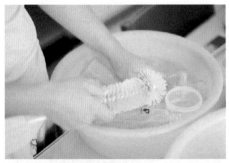

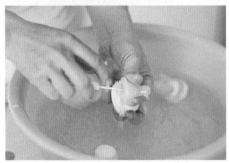

◎ 奶瓶消毒

一般婴儿奶瓶的消毒方式，可以分为煮沸法及蒸汽锅消毒法：

A.煮沸消毒法

①准备一个不锈钢煮锅，往里注水，水的深度要能完全覆盖所有已经清洗过的喂奶用具。

②水烧开后放入喂奶用具，盖上锅盖再煮5~10分钟后关火。

③待锅内水温稍凉后，用消毒过的奶瓶夹夹起所有的食具，并置于干净通风处，倒扣沥干。

需要注意的是，了解奶瓶上的耐温标示，如果不耐高温，最好用蒸汽锅消毒。塑胶制成的食具不宜煮久，因此要在水滚后再放入。

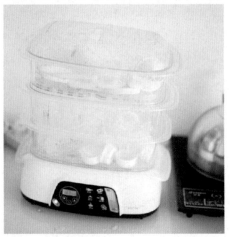

B.蒸汽消毒法

蒸汽消毒比较简单，只需将彻底清洗干净的奶瓶、奶嘴、奶瓶盖等物品一起放入蒸汽消毒机内，进行消毒。消毒完毕，消毒机会自动切断电源。

注意

专家提醒，如果消毒24小时后仍旧没有使用过的奶瓶，需重新进行消毒，以免细菌滋生。

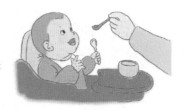

混合喂养

母乳喂养和人工喂养同时进行，称为混合喂养。混合喂养的最好结果是完全实现母乳喂养。

合理进行混合喂养

★尽量增加婴儿吸吮母乳的次数，确保婴儿每次吸吮时每侧乳房都能吸吮至少10分钟。

★在选择配方奶喂食的过程中，别忘了用吸奶器吸空乳房，吸出来的母乳可以冷藏在冰箱里，需要时再加热给婴儿吃。这样做的目的是为了保持妈妈的母乳分泌量。

★混合喂养的婴儿在加配方奶的时段可以比母乳时段间隔稍长0.5～1小时再喂。

混合喂养的两种方法

混合喂养主要有两种方法：补授法和代授法。

补授法就是每次在喂过母乳后，再用配方奶补充不足的部分。

代授法是一天中妈妈在固定时间有几次全母乳喂养，然后其他几次用配方奶代替母乳喂养。

★补授法更适合4个月以下的婴儿。妈妈可以每次让宝宝先吃母乳，等宝宝吸吮完两侧乳房后，再添加配方奶。如果下次母乳量够了，就不必添加了。这样做的好处是保证了对乳房足够的刺激，或许可能重新回归到纯母乳喂养。

★代授法则主要针对母乳分泌实在很少的妈妈或上班族妈妈。采用代授法添加配方奶时，通常选择一个固定的时间，最好是母乳分泌较少的那次，用一次配方奶替代一次母乳。另外，晚上妈妈最好尽量采用纯母乳喂养，这样可以避免妈妈因为频繁起夜给宝宝泡牛奶而过于劳累，让母子俩都能得到更好的休息。

Tips：补授法的小细节

如果妈妈采取补授混合喂养法一定要注意一个小细节，那就是：在一顿之中尽量只吃一种奶。如果是吃母乳就全部喂母乳，即使母乳不够也别急着马上添加配方奶，可以过0.5个小时或1个小时后再添加配方奶。这样做是因为宝宝的肠胃尚未发育完全，一下母乳一下配方奶不利于宝宝消化，而且容易引起乳头混淆。需要注意的是，如果上顿母乳喂养没吃饱，下顿一定要喂配方奶；反之，如果上顿母乳吃得很饱，下顿再喂时奶水还比较充足的话，那就继续喂母乳。

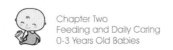

混合喂养的水分补充

如果妈妈的奶量较充足，即使是混合喂养，一般也不需要额外补水。但如果天气炎热或干燥，可以考虑给宝宝喝一些水。跟配方奶喂养的婴儿一样，混合喂养补水的时间一般安排在两次喂食之间。新生儿每次只需要喝少量的白开水（10～20毫升）就可以了。

混合喂养注意事项

◎ 如何避免婴儿出现乳头混淆的现象？

为避免婴儿出现乳头混淆，建议妈妈不要太早给宝宝加配方奶，至少也要等宝宝1个月大了以后再考虑。这样，宝宝就会有时间首先学会如何熟练地吸吮妈妈的乳头。而宝宝多吸吮妈妈的乳头也能刺激妈妈更多地分泌乳汁，如果妈妈奶量足够的话，宝宝就可以不用再进行混合喂养了。这样自然就避免了婴儿出现乳头混淆的现象。

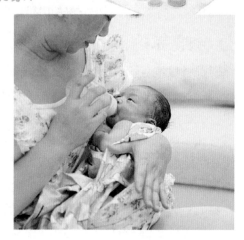

另外，如果妈妈选择的是代授法混合喂养，那么尽量在固定的时间给宝宝喂配方奶粉。时间久了，宝宝会慢慢习惯在固定时间接受奶瓶，避免乳头错觉。

◎ 混合喂养的婴儿每次需要喂多少奶？

混合喂养婴儿的奶量是否足够，除了观察婴儿的体重、身高增长情况和睡眠间隔时间外，还可以参考其一天的尿量和总奶量。这其中，配方奶量好计算，母乳量计算就困难些。因为母乳喂养时妈妈很难判断宝宝每次到底吃到了多少母乳。

一般来说，当妈妈的母乳量充足时，宝宝吃饱了，自己就会吐出乳头，那么其这次的奶量基本就是其这个月龄的一次基本量。妈妈可以用其这次吞咽的时间作为参照。下次也根据其吞咽的时间，估计一下其吃到的母乳量。

第一次添加配方奶时，可以从少量开始。如果采用的是补授法，那么在宝宝吸吮完两侧乳房后，给其添加30～60毫升的配方奶。如果采用的是代授法，可以根据婴儿的月龄参考他需要的奶量：

出生时	每天8～10次	每次30～60毫升
2～3个月时	每天6～8次	每次0～150毫升
4～6个月时	每天4～6次	每次120～180毫升
7～8个月时	每天3～4次	每次150～210毫升
10～12个月时	每天2～3次	每次180～240毫升

给婴幼儿喂水

婴幼儿的需水量

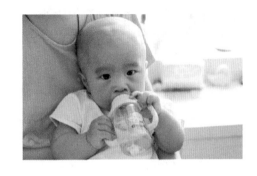

婴幼儿生长发育旺盛，对水的需求比妈妈对水的需求更高。一般来说，0~1岁婴儿每日需水量为120~160毫升/千克体重；1~2岁需水量为120~150毫升/千克体重；2~3岁为110~140毫升/千克体重。如果天气热和活动量大时，还可以额外增加饮水量。

给婴儿喂水的方法

给婴儿喂水的最佳时间是早晨和午睡起床后，以便及时提供起床后运动的水分需求。

★0~6个月的婴儿可用奶瓶或小勺喂水，在两次喂奶的间隙喂水，注意喂的水量需少。

★7~12个月的婴儿可用学饮杯喂水。如果婴儿不肯喝水，妈妈可以喝一口水给婴儿看，鼓励婴儿模仿。

★鼓励1岁以上幼儿用水杯喝水。此时幼儿的活动量增加，家长要随时记得给幼儿补充水量。

喂水注意事项

★给婴儿饮用普通白开水，而不是纯净水或矿泉水，更不能用果汁代替水喂给婴儿。

★白开水的温度最好为35~45℃，天冷时尽量喝温开水，天热时可喝凉开水，但不能喝冰水。

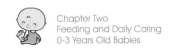

★随时了解婴儿的需求，不要等到婴儿口渴后才想起喂水，应养成不时给婴儿喂水的好习惯。

★婴儿在运动的过程中，很容易消耗过多的水分，一定要及时补充。

★注意饮用水源的卫生，最好给婴儿喝直接用自来水烧开的白开水。如果是饮水机里的水，一定要经常清洁饮水机内部的污垢。其次，婴儿日常饮水的用具也一定要勤洗、勤消毒。

●辅食添加与营养

婴幼儿营养素

婴幼儿的生长发育需要营养的支持，婴幼儿期正是脑细胞继续（分裂）增殖和成长的重要阶段，需要得到足量优质的营养素，才能满足生长发育和生理活动的需要。人体所需的基本营养素主要包括六大类，即蛋白质、脂类、碳水化合物、矿物质、维生素和水。

0~3岁的婴幼儿应及时添加适当的辅食和满足制造脑细胞核及细胞质所需的蛋白质，合成脑细胞膜及神经髓鞘的必需不饱和脂肪酸，协助大脑功能运作的微量元素、维生素，帮助脂肪氧化和蛋白质代谢的碳水化合物（糖类）及构成骨骼的钙、磷、骨胶质等，不能只靠牛奶或母乳作为主食。

蛋白质：激活生命最初的源泉

蛋白质是构成人体组织、器官的主要营养成分，也是生命活动不可或缺的物质。人体所含蛋白质总量约占体重的16%，接近人体净重的一半。蛋白质在人体内不仅参与构成各种组织、器官和组成体液，而且是各类重要生命活性物质的核心成分。婴幼儿需要大量的蛋白质，一般而言，年龄越小，生长发育越快，所需的蛋白质也越多。

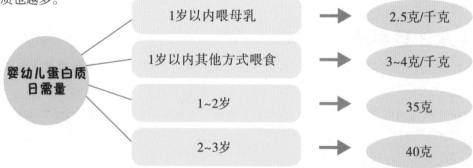

婴幼儿蛋白质日需量		
	1岁以内喂母乳	2.5克/千克
	1岁以内其他方式喂食	3~4克/千克
	1~2岁	35克
	2~3岁	40克

婴幼儿缺乏蛋白质将阻碍细胞和组织的正常发育，造成生长发育迟缓，免疫功能下降，严重时可导致酸碱平衡、渗透压平衡失调，从而严重营养不良，危及婴幼儿生命。

Tips：蛋白质的来源

蛋白质广泛存在于禽蛋、奶、瘦肉、鱼、豆制品及小麦、大米、干果、玉米等食物中。所以，多样化的膳食结构对于均衡摄取各种不同类型的蛋白质及氨基酸是非常重要的。

脂类：吃出聪明与健康

脂肪与胆固醇、磷脂统称为脂类。脂类是人体组织的重要组成部分，平均占人体体重的14%~19%。其中，脂肪是人体体重热量的产热营养素之一，每克脂肪在体内氧化可产生热量9大卡，比同重量的蛋白质、碳水化合物所产生的热量高出一倍多。由脂肪提供的热量占人体所需总热量的20%~30%，而婴幼儿年龄越小所占比重越大，最高可达35%。

◎脂类的作用主要表现在以下几方面：

★脂类是构成细胞膜的成分。

★保温、保护。存在于体内各处的脂肪能起到隔热、保温的作用，同时对各脏器、组织、关节等像"软垫子"一样起到支撑、固定、保护的作用，防止损伤。

★脂类为人体提供生长发育所需的必需脂肪酸，可提高身体免疫功能。

★脂类是脂溶性维生素A、维生素D、维生素E、维生素K等的良好溶剂，能促进其呼吸和利用。

★脂类有增进食物的味道、促进食欲、延缓胃的排空时间、产生饱足感的作用。

★必需脂肪酸对婴幼儿智能发育有重要作用，能促进婴幼儿智能发展。

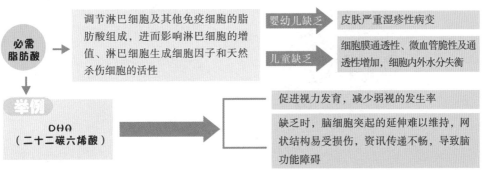

必需脂肪酸 → 调节淋巴细胞及其他免疫细胞的脂肪酸组成，进而影响淋巴细胞的增值、淋巴细胞生成细胞因子和天然杀伤细胞的活性

婴幼儿缺乏 → 皮肤严重湿疹性病变

儿童缺乏 → 细胞膜通透性、微血管脆性及通透性增加，细胞内外水分失衡

举例 → DHA（二十二碳六烯酸） → 促进视力发育，减少弱视的发生率

缺乏时，脑细胞突起的延伸难以维持，网状结构易受损伤，资讯传递不畅，导致脑功能障碍

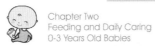

碳水化合物：婴幼儿能量的供给站

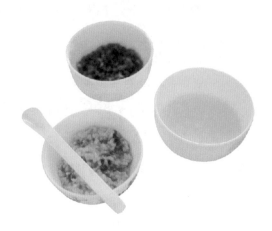

碳水化合物亦称为糖类，是人体最重要、最经济、来源最广泛的产热营养素，与蛋白质和脂肪共同构成人体的热量三大来源。如白米、面粉中的碳水化合物，经消化分解为单糖后随即被人体吸收，在代谢过程中释放出人体所需的热量。每克葡萄糖可产生4大卡热量。

◎糖类的作用

糖类在体内与蛋白质接合，构成糖蛋白，借此参与体内多种生理功能活动。糖类与脂肪接合形成糖脂，是构成神经组织和细胞膜的成分。有些酶、抗体、荷尔蒙中也含有糖。这些都是参与代谢、具有生理功能的活性物质。糖类也是参与组成抗体、酶、内分泌激素和神经组织的成分。核糖及去氧核糖又是构成核酸的重要成分，与生命活动直接有关。

糖类在维护脑、肝、心等脏器功能方面有重要作用。大脑消耗相当于人体1/4~1/5总基础代谢的热量，而葡萄糖则是快速直接提供热量的首要能源。糖类可以加强肝脏解毒功能，也是维护心脏及血管功能的主要热量来源。

婴幼儿摄取碳水化合物的量与主副食结构、饮食习惯及家庭消费水准等因素有关，因此不同家庭的婴幼儿所摄取的碳水化合物会有较大差别。每日供给量通常以糖类所产生的热量占当日总热量的百分数值来表示：

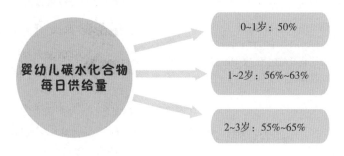

婴幼儿碳水化合物每日供给量

- 0~1岁：50%
- 1~2岁：56%~63%
- 2~3岁：55%~65%

◎保证足够的膳食纤维

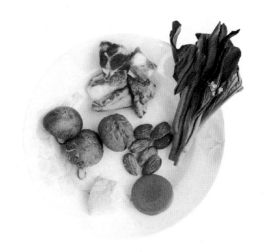

膳食纤维是一种不能被人体消化的碳水化合物，分为非水溶性和水溶性纤维两大类。日常食物中，约有75%的膳食纤维是不溶于水的，如谷物和蔬菜中的纤维素成分，这些成分不能被人体小肠消化吸收；少部分是水溶性膳食纤维，包括亲水性胶体物质（如果胶）和部分半纤维素（如薯类、水果、蒟蒻、燕麦中的半纤维素成分、食用菌和某些海鲜的纤维成分等），可在进入大肠后被细菌发酵分解及利用，其中少部分分解产物也可被人体吸收利用。

膳食纤维是确保婴幼儿不便秘的要素。膳食纤维在结肠中经微生物发酵后产生小分子产物，可促进双歧杆菌、乳酸杆菌等肠道长居菌的增值，借此保护肠黏膜不受病原菌侵害，并减少肠道发炎及罹患结肠癌的几率。

天然植物是膳食纤维最好的来源，植物成熟度越高，其纤维含量越多。谷类、全麦面粉、豆类、燕麦片、水果及蔬菜类都是富含纤维的天然食物。但谷类加工越精细，其所含纤维成分就越少。蔬菜中含纤维素较多的有韭菜、青菜、茭白荀、南瓜、苦瓜、红豆、空心菜、黄豆、绿豆等。

微量元素、矿物质与婴儿发育

微量元素和矿物质人体需求虽不多，但功效很大。但微量元素和矿物质必须经由外部饮食才能摄取补充，如果人体摄取不均衡，就很容易造成矿物质和微量元素缺乏性疾病。

◎碘

饮食中的碘被吸收后主要用于合成人体甲状腺激素。甲状腺激素的作用是维持人体基本生命活动、促进体内物质分解代谢、增加耗氧代谢、支持脑下垂体的正常功能、维护脑和神经系统的正常发育，进而促进婴幼儿生长发育与智能发育。

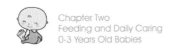

碘缺乏：儿童体格发育迟缓、智力低下，严重可导致呆傻

碘过量：甲状腺素分泌减少，出现高碘性甲状腺肿

0~12个月婴儿不定上限摄取量，因为其碘来源应限于母乳、婴儿配方奶与日用食物

注意

海水中含有丰富的碘，因此海产中碘的含量高于陆地食物。越是精制的食盐，含碘量越少，通常低于5微克/千克。动物性食物的碘含量高于植物性食物，蛋、奶含碘量较高，其次为肉类。淡水鱼的含碘量低于肉类，水果和蔬菜含碘量最低。

◎钙

钙是人体骨骼和牙齿的重要组成部分，约占其构成的99%。分布于体内的钙可以维持神经、肌肉兴奋性，完成神经冲动的传导，参与心肌、骨骼肌及平滑肌的收缩及舒张活动，维持细胞膜的通透性，并有镇静、安神的作用，同时也是多种酶的激活物。

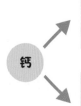

钙吸收率底：婴幼儿罹患软骨病。表现为生长发育迟缓、软骨结构异常、骨骼钙化不良，而有多处骨骼变形、牙齿发育不良等

原因：
· 饮食中缺乏维生素D
· 户外活动少，日晒不足
· 植物性饮食中含有较多妨碍钙吸收的磷和有机盐类

补充途径：乳类，连皮带骨的小虾、小鱼及部分坚果类食物，豆类、绿色叶菜类等

摄取标准：
· 1~6个月：200~300毫克
· 7~12个月：400毫克
· 1~3岁：400毫克

◎铁

铁在神经细胞生长、增殖、分化及髓鞘化等过程中具有重要的作用。铁参与红血球血红蛋白的构成，其所含的铁量约占全身总铁量的67%；其余的铁则是构成肌红蛋白、细胞色素C和多种酶的主要成分。血红蛋白和肌红蛋白中的铁与氧结合的能力很强，并借此将氧输至人体的每个细胞，以完成能量代谢。含铁酶和铁依赖酶是细胞进行生理活动的必需酶类。其含量不足或活性低下，将影响婴幼儿生长发育、智能发展。

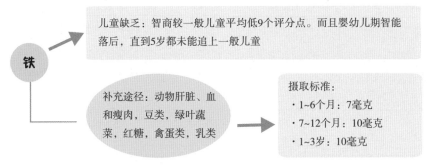

铁

儿童缺乏：智商较一般儿童平均低9个评分点。而且婴幼儿期智能落后，直到5岁都未能追上一般儿童

补充途径：动物肝脏、血和瘦肉，豆类，绿叶蔬菜，红糖，禽蛋类，乳类

摄取标准：
· 1~6个月：7毫克
· 7~12个月：10毫克
· 1~3岁：10毫克

◎锌

· 锌是人体内两百多种金属酶的组成成分，也是多种酶的激活剂。

· 锌参与调解细胞的分化和基因表达，促进细胞分裂、生长和再生。

· 参与免疫功能，对维持脑下垂体、性腺、胰腺以及维持视网膜的正常功能有重要影响。

· 锌是味觉素的结构成分，对味觉和口腔表皮细胞的功能有重要作用。

锌

锌缺乏：婴幼儿味觉异常，食欲减退，生长迟缓、矮小，认知行为改变，影响智力发展，性功能发育不良，成熟延迟，皮肤粗糙及色素增多等皮肤改变，免疫功能降低，容易发生感染

异常表现：由于味觉异常，婴幼儿可能有吃墙土、吃纸、吃粉笔和其他非食物等异常食癖表现。锌过量会干扰其他营养素的吸收和代谢，可能有恶心、呕吐等症状

补充途径：贝壳类海产、动物内脏、红色肉类；干果类、谷类及麦麸；蔬菜、水果中含少量

摄取标准：
· 1~6个月：5毫克
· 7~12个月：10毫克
· 1~3岁：10毫克

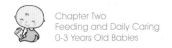

维生素：给婴幼儿全面呵护的营养素

维生素是维持身体健康所需的低分子有机化合物，在人体内的含量很少，但是在人体生长、发育、代谢过程中却有很重要的作用。

人体需要13种维生素：维生素A、C、D、E、K以及B族维生素中的硫胺素、核黄素、烟酸、泛酸、维生素H、叶酸、维生素B_6和维生素B_{12}。

常见维生素种类	对人体的作用	富含维生素的食物
维生素A	帮助人体生长和组织修补，抵御细菌以免感染，保护上皮组织健康，促进骨骼与牙齿发育	红萝卜、绿叶蔬菜、蛋黄及肝
维生素B_1（硫胺素）	强化神经系统，保证心脏正常活动	糙米、豆类、牛奶、家禽
维生素B_2（核黄素）	维持眼睛视力，防止白内障，维持口腔及消化道黏膜的健康	动物肝脏、瘦肉、酵母、大豆、米糠及绿叶蔬菜
维生素B_3（烟酸）	保持皮肤健康及促进血液循环，有助神经系统正常工作	绿叶蔬菜、肾、肝、蛋等
维生素B_6	保持身体及神经系统正常工作，维持体内钠、钾成分平衡，制造红血球	瘦肉、果仁、糙米、绿叶蔬菜、香蕉
维生素B_{12}（钴胺素）	制造及换新体内的红血球，可防止贫血，有助于婴幼儿的发育成长，保持健康的神经系统，减除过敏性症状，增进记忆力及身体的平衡力	肝、肉、蛋、鱼、奶
维生素C	对抗游离基，有助防癌；降低胆固醇，加强身体免疫力，防止坏血病	水果（特别是橙类）、绿色蔬菜、西红柿、马铃薯等
维生素D	协助钙离子运输，有助于婴幼儿牙齿及骨骼发育	鱼肝油、奶制品、蛋
维生素E	抗氧化剂，有助防癌；与生育相关	植物油、深绿色蔬菜、奶、蛋、肝、麦片及果仁
维生素K	与凝血作用相关，许多凝血因子的合成与维生素K有关	椰菜花、椰菜、西兰花、蛋黄、肝、稞麦等

许多父母对补充维生素非常在意，总害怕宝宝缺乏某种维生素会影响成长与发育，因而大量、长期地给宝宝补充，其实这种做法是非常错误的。长时间给婴幼儿服用维生素，可引起体内各种维生素的失衡，使某种维生素过剩，而损害宝宝的身体健康。

如维生素A，过量服用时影响宝宝骨骼发育，还可于数小时内发生急性中毒；维生素D服用过量所致的后果比佝偻病更为严重；还有最常给婴幼儿服用的维生素C、维生素E等，一旦过量，将引起婴幼儿中毒，出现呕吐、乏力、唇干、胃肠功能紊乱、口角炎等严重后果。

所以父母不要盲目地给婴幼儿补充维生素，不管宝宝多挑食，都不太可能缺乏维生素。因为很多食物里都含有各种各样的维生素，父母只要多给宝宝吃不同种类的食物，就能确保其获得足够的维生素。

辅食添加的重要性

添加辅食很重要，因为除了奶水之外，日益成长的婴幼儿还需要另外吃些辅食来补充营养。辅食能提供更多元、更完整的各种营养，包括热量、铁质与维生素，甚至是微量元素如锌、铜等。渐次给予不同种类的辅食，可让婴幼儿习惯多种口味，避免日后偏食的现象。

此外，添加辅食可以慢慢训练婴儿的吞咽及咀嚼能力，6～12个月大的婴儿，正处于发展咀嚼与吞咽的关键期。对于婴儿来说，咀嚼与吞咽能力是需要学习的，如果没有练习，到了1岁以后就会拒绝尝试。即使肯吃，有时也会马上吐掉，造成喂食上的困难。

辅食添加的时机

添加辅食的最佳时间是婴儿4～6个月的时候，此时的婴儿肠胃淀粉酶及各种消化酶素已经开始分泌，消化及吸收功能已经逐渐成熟。但即使开始添加辅食，也应坚持喂母乳或配方奶，因为母乳或配方奶仍是1岁内婴儿的主要营养来源。

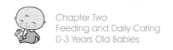

总之，给婴儿添加辅食要根据他们的食欲和消化能力来安排。如婴儿食欲很好，吃过母乳或牛乳后食欲仍很强，就不必拘于年龄，应果断添加适宜的食物；相反，如果婴儿喝牛奶还消化不良，那就晚一点添加辅食。添加辅食的过程中，如果遇到婴儿患病时，应酌情暂停新添加辅食。

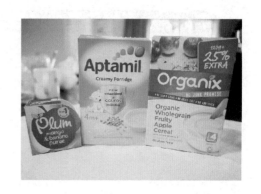

辅食添加原则

◎ 与婴儿的月龄相适应

过早添加辅食，婴儿会因消化功能尚欠成熟而出现呕吐和腹泻，消化功能发生紊乱；过晚添加则会造成婴儿营养不良，甚至会因此拒吃非乳类的流质食品。其次，辅食添加太早使母乳吸收量相对减少，而母乳的营养是最好的，这样替代的结果得不偿失。

◎ 营造一个轻松愉快的进餐氛围

给婴儿喂辅食时，首先要营造一个快乐和谐的进食环境，最好选在婴儿心情愉快和清醒的时候喂食。如婴儿不愿吃时，千万不可强迫其进食。

◎ 辅食要鲜嫩、卫生、口味好

辅食不能只注重营养忽视了口味，这样不仅会影响婴儿的味觉发育，为日后挑食埋下隐患，还可能使婴儿对辅食产生厌恶，影响营养的摄取。

◎ 从稀到稠，从细到粗

刚开始添加辅食时，先给婴儿喂流质食物，食物颗粒要小，口感嫩滑，锻炼婴儿的吞咽功能。在婴儿快要长牙或正在长牙时，可逐渐把食物的颗粒做粗大，变为半流质食物，最后发展到固体食物。这样有利于促进婴儿牙齿生长，并锻炼其咀嚼能力。

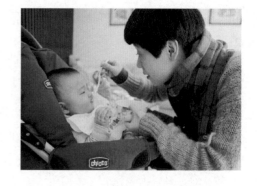

◎从少量到多量

每次给婴儿添加新的辅食时，量不能大，注意观察婴儿的接受程度。如果婴儿大便正常，无其他不适应的状态，就可以逐渐增加喂食的分量。但不能马上让辅食替代乳类。

辅食添加顺序

◎从种类上选择

按"淀粉（谷物）→蔬菜→水果→动物"的顺序来添加。添加时要按从单一到多样的顺序进行，初次添加时不要同时给婴儿吃两三种食物。

◎从数量上安排

应按由少到多的顺序，一开始只给婴儿试吃与品尝，或在喂奶之后试吃一点，等婴儿适应后再逐渐增加。

◎从质地上进行

按"液体→泥糊→固体"的顺序添加。

液体——如米糊、菜水、果汁等。

泥糊——如浓米糊、菜泥、肉泥、鱼泥、蛋黄等。

固体——如软饭、烂面条、小馒头片等。

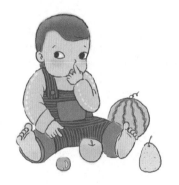

0～3岁婴幼儿营养辅食

◎4～6个月婴儿辅食添加

4个月的婴儿在喂奶的同时就应该适当地添加辅食了。4~6个月婴儿的辅食主要以流质状的粥、糊为主。具体安排可参照下表：

辅食名称	制作方法	每日添加量
米汤、米糊	蒸、煮或开水搅拌调成浓汁或糊状	2勺，逐渐增至半碗
熟蛋黄	煮熟后捣碎	1/4个，逐渐增至1个
水果汁、果泥、菜泥、菜汁	削皮切碎，或煮烂成泥状，或加水稀释成汤	2~3勺，逐渐增至半碗

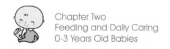

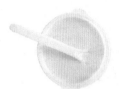 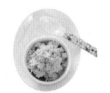 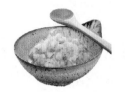 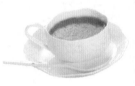

● 婴儿米粉
　用水、母乳或者
　配方奶拌成流质

● 熟鸡蛋
　煮熟后捣碎

● 苹果泥
　软的、熟透的任何
　一种水果都适合做
　初次试吃的食物

● 胡萝卜泥
　削皮煮成泥状，
　或加水稀释成汤

◎ 其他合适的食物

● 煮得很烂的豌豆、青豆、西兰花等蔬菜；香蕉泥、土豆泥、南瓜泥等糊状物。

◎ 7~12个月婴儿辅食添加

　　7~12个月的婴儿乳牙开始先后萌出，此阶段的辅食应逐渐由流质状向固体状变化，以锻炼婴儿的咀嚼能力，促进婴儿牙齿生长。

辅食名称	制作方法	每日添加量
粥、面糊、软饭	煮熟	半碗至1小碗
各种菜泥、水果泥	煮熟后捣碎	2~4勺
豆腐、豆制品	煮熟	1小块
绿叶菜	洗净煮熟，切成小片	2~3勺加入粥、面中
鱼、肉类	切成小块，煮熟	1~2勺
蒸蛋	加少量水搅匀蒸熟	1个蛋的量

   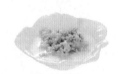

● 米粥
　将普通的米粥捣碎后用
　开水调到婴儿容易吃的
　状态

● 剁碎的鱼肉
　仔细检查鱼骨

● 软的米饭
　介于粥和米饭中
　间的状态

● 鸡块或剁碎的瘦牛肉、
　小羊肉等，切成婴儿可
　以吃的小块

◎ 其他合适的食物

　　根据婴儿的食欲与消化情况，每日可安排1~2次小点心。这些点心可以是具有磨牙效果的小饼干，也可以是新鲜的水果与粗粮。

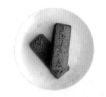

●磨牙点心
饼干、烤馒头片、全麦面包、肉松等

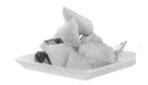

●拿着吃的水果
苹果块、香蕉、雪梨块、桃块、橙瓣等

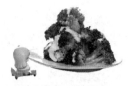

●煮熟的蔬菜
胡萝卜条、芹菜、豆角、土豆片、西兰花等

◎ 1~3岁幼儿辅食添加

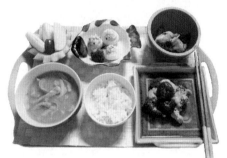

1~3岁的幼儿乳牙已全部萌出，咀嚼能力强，喜欢较坚固的食物。此阶段幼儿一日三餐的饮食习惯已基本养成，但仍需在上、下午各增加一次小点心，点心最好量小，清淡为主。

辅食名称	制作方法	每日添加量
粥、面食、软饭	煮熟	半碗至1小碗
馒头、全麦面包等粗粮	自制或外买	1个
各种青菜、瓜果	切成小条，炒熟	小碗
豆腐、豆制品	煮熟	3~5小块
鱼、肉类	切成小块，煮熟	小碗
蒸蛋	加少量水搅匀蒸熟	1个蛋的量

◎ 其他合适的食物

此阶段的幼儿饮食已基本与成人无异，各种食物都应该尝试。每日1~2次的小点心还应该继续。

●坚果类：松子、花生、核桃（注意：不要给幼儿整粒果仁，尤其是花生，容易吸入气管，引起窒息）。

●水果：苹果、香蕉、桃等各种新鲜水果。

●蔬菜：西红柿、小黄瓜等当季新鲜时蔬。

●小吃类：全麦饼干、面包、鸡蛋软饼、包子、地瓜等。

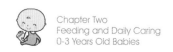

二、婴幼儿日常起居与护理

● 抱领婴幼儿

正确的抱姿

　　婴幼儿的四肢软绵绵，头昂不起来，颈也无力，初次抱婴儿的人可能会感到十分紧张，抱姿显得非常笨拙。其实，婴儿头部有一层硬膜保护着，只要采取正确的方法，是不会伤害到婴儿的。

　　需要注意的是，不要突然抱起婴儿，或是突然拉伸婴儿的手脚，更不要让婴儿以为会掉下来，因为这样会使婴儿害怕。最好每次在抱起婴儿时，都轻柔地跟其打声招呼，告诉他（她）爸爸妈妈要抱起他（她）了，这样婴儿会更有安全感，感觉也更舒适。

新生儿宜横着抱

　　新生儿支撑头部和脊椎的肌肉未发育完善，不能支撑头部，也不能使脊椎保持垂直位，所以新生儿宜横着抱。在抱起新生儿的时候，务必让他（她）的头颈靠在大人的手臂上，同时另一只手从下托住婴儿的后背及臀部。具体步骤如下：

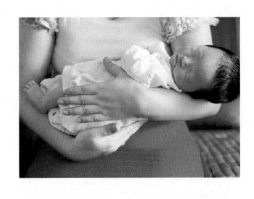

◎一只手扶在新生儿的头部下面，另一只手放在新生儿的背、臀部下面

　　一只手从新生儿的颈部后面轻轻插入，整个手掌支撑头、颈和背部三点。另一只手放在新生儿的臀部下面的两股之间，以托起新生儿的下半身。然后身体尽量贴近新生儿，双手同时用力，轻柔、平稳地抱起新生儿。

◎将新生儿的头部移到手肘上

　　把新生儿抱起来后，将其头部放在大人肘弯的部位，使其头部略高出身体的其他部位。这时候，肩膀和手臂要用力，不可放松，双手托住新生儿的背部和臀部。

几种不同的抱法

◎ 趴着抱

　　将婴儿脸向下横抱，一只手拖住婴儿的头颈及腹部，支撑好婴儿的身体，另一只手环抱住婴儿的双腿。在确保安全的情况下，可以前后摇晃婴儿的身体，让婴儿感觉自己在飞。此抱姿适合婴儿清醒时，与他（她）做游戏时采用，但要注意趴着抱的时间不宜太久。

◎ 竖着抱

　　首先按横着抱的要点抱起婴儿，然后支撑婴儿头颈部的那只手托住婴儿的头部和脊椎，将其直立抱起来，并将婴儿的头部靠在肩上。同时另一只手托住婴儿的臀部。

◎ 背带抱

　　将婴儿放入背袋中，系好背带。然后用一只手扶住婴儿的臀部，另一只手扶着婴儿的颈部，将背带挂在肩上。

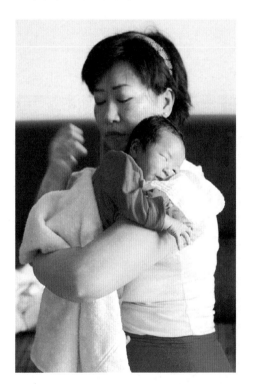

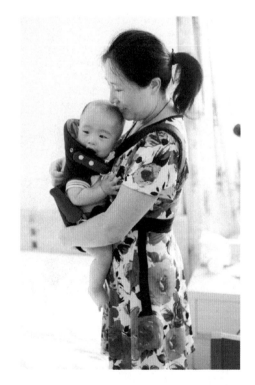

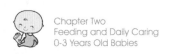

放下婴儿的方式

将婴儿放下时，动作一定要轻柔、平稳。

◎贴近婴儿，弯腰

保持横着抱的姿势，将婴儿靠近自己的胸口，然后慢慢弯下腰，轻轻地放在床上。

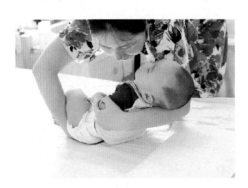

◎臀部先着床

让婴儿的臀部先着床，然后轻柔地抽出垫在臀部下的那只手。

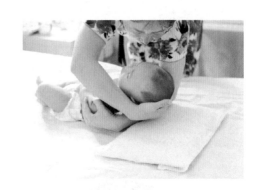

◎放下头部

双手轻轻托起婴儿的头，然后抽出婴儿颈部后的手，将婴儿安放在床上。

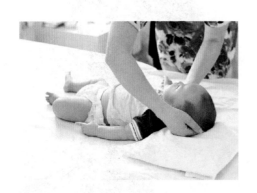

Tips：抱起或放下婴儿的要点

抱起或放下婴儿的动作一定要轻柔，双手时刻不忘支撑好婴儿的头、颈、背、臀四点。

抱着3个月以上的婴儿时一定要抱紧，严防婴儿突然发力挣脱开去。

不要抱着婴儿从高处向下看风景。

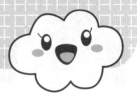

牵领幼儿

幼儿进入学步期后，一定要掌握正确牵领的方式，否则容易误伤幼儿。

◎握住宝宝的全手掌

牵着幼儿走路时，一定要握住幼儿的全手掌，不要突然使劲或过分地牵拉其胳膊，以免引起关节脱臼。

◎跟随宝宝的步伐

领着幼儿走路时，一定要顺着他们步子的大小和速度，不能让其追赶大人的步伐，防止他们疲劳或被伤害。

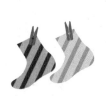

●婴幼儿的穿着

婴幼儿服饰的选择

婴幼儿皮肤柔软、娇嫩，抵抗力差，加上汗腺分泌旺盛，服装用料宜选择具有柔软、吸湿、透气性能好和洗涤方便的浅色纯棉布或纯棉针织衣料。

从款式上来看，婴幼儿服装样式要简单、宽松，且易穿、易脱。新生儿期上衣最好是无领小和服，不用钮扣，而用带子在胸前或腰侧打结，缝边要少，无毛边，以免损伤皮肤。后襟较前襟要短1/3，以免尿便污染和浸湿。新生儿下身可穿连腿套裤，用松紧搭扣与上衣相连。一方面可以防止松紧腰带对胸腹部的束缚，便于更换尿布，对下肢也有较好的保暖作用，可避免换尿布时下肢受凉。婴幼儿应尽早穿闭裆裤，因为开裆裤不卫生，也不保暖。

室温低时，可给其穿夹衣和背心以保护胸部。冬天外出时要穿棉斗篷或棉衣。

鞋袜的选择

给婴幼儿选择合适的鞋袜很重要，不能草率应付了事。

◎袜子要清除线头

选择婴幼儿的袜子时，除了要挑选柔软、吸汗的棉袜外，还特别要注意袜子内里的线头，过长的线头一定要事先修剪干净，否则一旦丝线缠绕住婴儿的脚趾，时

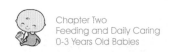

间长了会造成血流不畅、组织坏死。

◎ 挑选合适的鞋子

　　婴幼儿的鞋子应根据脚型及大小来选择。鞋子的长短以婴幼儿穿上鞋后，站在地面上全脚着地时，脚后跟处能伸进大人的一个手指头为宜。

　　婴幼儿鞋的材质以优质软羊皮为首选，软牛皮次之，尽量不要选择塑料和合成革制成的鞋子，因为此类鞋透气性差。婴幼儿鞋的鞋面要柔软，最好是光面，不带装饰物；鞋帮处最好高于脚踝，而且柔软，这样可以保护其脚不受伤害；鞋底不宜太薄，要富有弹性，用手可以弯曲，且具备防滑功能，后跟略高，这样可以防止幼儿走路时后倾，平衡重心。

　　由于婴幼儿成长发育较快，一般每三个月就需更换一次鞋子，家长要留意宝宝脚的尺度，随时给宝宝准备最合适的鞋子。

穿、脱衣的方法

　　婴幼儿骨骼柔软，动作发展尚未协调，给他们穿脱衣服必须格外小心才行。

穿衣全过程

◎ 穿开襟上衣或连体开衫

①将衣裤展开平放在床垫上，将婴儿放在敞开的衣服中间，轻轻握住其一只手伸进袖子，同时从卷起的袖口处小心拉出。

②以同样的方式穿好另一只衣袖，绑好系带或扣好衣扣即可。

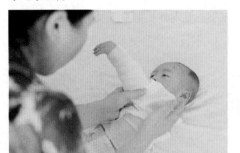

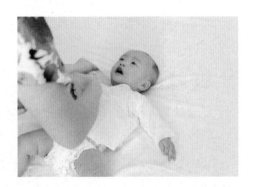

③如果是连体衫，则拉开裤口把婴儿的脚从裤口穿入，拉起裤子。用同样的方法穿起另一条裤腿。注意动作要轻柔，避免弄伤婴儿。

④将两边的衣服盖好，把衣服内侧的带子打活结并固定好即可。

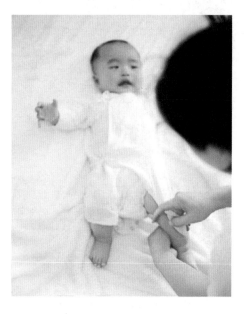

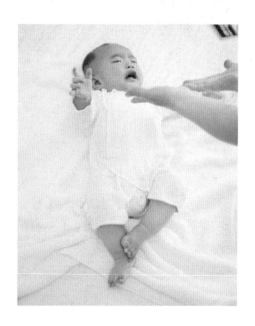

◎ 穿裤子

①将裤腿往上卷成一圈，露出裤脚口，然后从裤脚处拉出婴儿的一只脚。

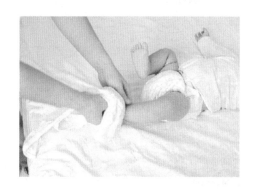

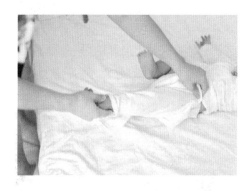

②按同样的方法穿好另一只脚。轻抬婴儿臀部，将裤子拉至腰际。

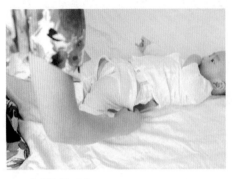

③以裤子的开档处为中线，整理好角度。最后把上衣拉下来，整理好。

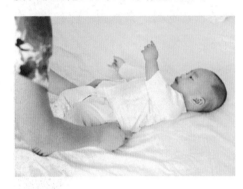

◎穿套头衫

①先将衣服下摆往上卷成一圈，露出领口。撑开领口，穿过婴儿的头脸。期间动作尽量快速、轻柔，不要刮蹭到婴儿的脸。

②整理好领口，然后用手伸进袖口，顺着袖口轻轻拉出婴儿的手，如果袖口太长可先翻折。

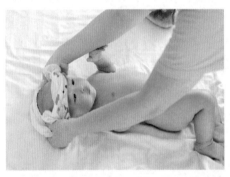

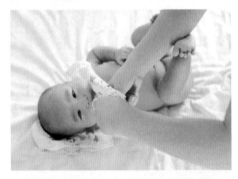

③同样的方式拉出婴儿的另一只手。

④最后调整衣服，轻柔地将衣摆拉平。

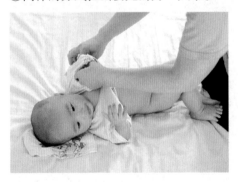

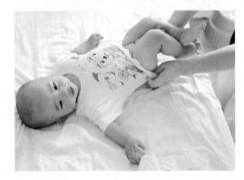

三个月以内的婴儿尽量不要穿套头衫，因为小婴儿的骨骼太软，不好把握，穿脱不便。

◎脱衣服

①让婴儿靠坐在大人的怀里，或将婴儿平放在床上。

②先脱婴儿的裤子，然后解开纸尿裤。

③脱上衣时，如果是开衫，先解开系带或扣子，从衣袖中轻柔地拉出婴儿的双手，再抽掉衣物；如果是套头衫，脱下袖子后，撑开领口，先穿过婴儿的头脸，再穿过后脑勺将衣物全部脱下。

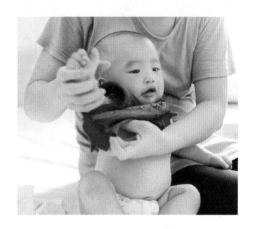

🐦 正确包裹婴儿

给刚出生的新生儿裹上小襁褓是一种既常见又实用的做法。因为襁褓可以让其有重回妈妈温暖"小窝"的感觉，让他们感觉既暖和又安全，还方便更换纸尿裤。但给新生儿裹襁褓要科学，并且包裹时间不能太长，否则会严重影响他们的成长与健康！

包裹新生儿的方法

①将新生儿放在包被的对角线上，将其儿脚下的包被拉起，盖在婴儿腿、腹部。

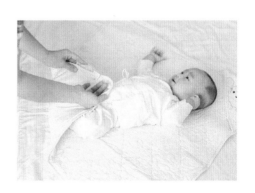

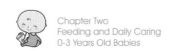

②拉起包被一侧的角盖住胸腹部后折放在婴儿臀下。

③然后将包被另一侧的角拉起，包裹住。

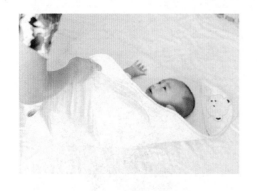

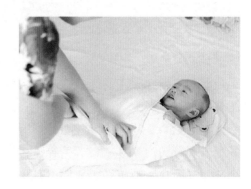

④将束带从新生儿臀部后穿过，在身前松松打个结。注意包被不能过紧，给他们的四肢留出宽松的活动空间，下部以新生儿双腿可以自由蹬踢为宜。

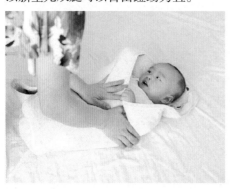

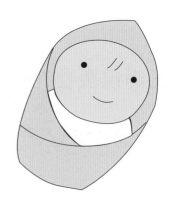

●婴幼儿个人卫生

　　婴幼儿新陈代谢旺盛，皮肤表面很容易积累污垢。保持干净清爽的个人卫生不仅可以促进婴幼儿感官能力的发育，且有利于抵御病菌的入侵。因此，做好婴幼儿卫生清洁的工作至关重要。

日常洗漱

◎ 洗脸

①平坐在椅子上，用左手前臂托住其头、颈、背部，使其头枕在手肘上，身体躺在大人的腿上。

注意

每擦拭完一个部位，应将小方巾洗干净，再擦另一部位。

②将小方巾打湿，拧成半干，从眼睛的内侧向外侧轻轻擦拭。

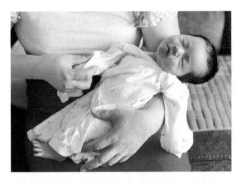

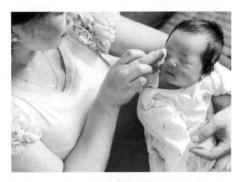

③擦拭鼻外侧、眼内侧的皮肤。

④接着由眉心向两侧轻轻拭擦前额。

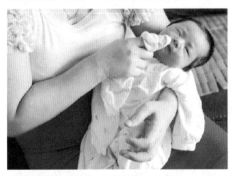

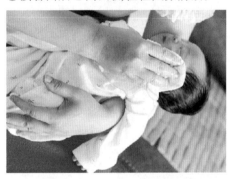

⑤最后擦洗下巴和耳后。

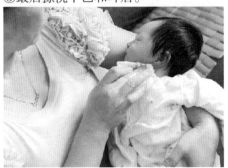

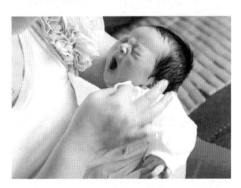

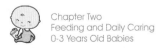

◎ 洗手

①用毛巾蘸温水给小婴儿洗手，洗的时候轻轻掰开其指头，清洗指缝间的污垢，洗完后用毛巾小心擦干水分。

②给较大的婴幼儿洗手时，先将衣袖挽上去，然后淋湿双手，擦上香皂或洗手液，帮其轻搓手心、手背、指缝等各处，然后在清水下冲洗干净即可。

◎ 口腔清洁

用手指缠上湿润的干净纱布或手指牙刷套擦拭口腔黏膜、牙龈，清除舌部的乳凝块，每日1次。

Tips：婴幼儿口腔保健

◎注重口腔清洁，保持口腔卫生

①应养成睡前不吃食物、睡觉时不含食物和奶头的良好习惯。

②少吃零食、甜食和甜饮料。

③幼儿牙齿长齐后，应养成良好的刷牙习惯，3岁之前可不用牙膏，进食后及时漱口、刷牙，预防龋齿的发生。

◎适时添加辅食，促进牙齿及咀嚼能力的发育

婴儿4个月后便可以添加辅食。让婴幼儿经常咀嚼食物，咀嚼磨牙玩具，可以锻炼牙床，促进牙齿的生长。需要注意的是，日常生活中要正确使用奶瓶喂养姿势，矫正婴儿吮指、咬唇、吐舌等不良习惯，尽量不要给婴儿吸吮安抚奶嘴。

◎定期进行口腔检查

幼儿2岁时乳牙基本萌发完全，此时便可以开始定期进行口腔检查。一旦发现其上唇翘起、反咬合、牙齿排列不齐等特殊面容，应及时去医院矫正；发现龋齿要及时治疗。

◎ 鼻腔清洁

鼻腔具有温暖、湿润和过滤空气的作用，因此保持鼻腔通畅非常重要。婴幼儿的鼻腔通道很窄，很容易塞进一些东西，如衣服上的绒毛、空气中的灰尘等，从而

导致呼吸不畅。如果婴幼儿鼻子堵塞严重，大人可试着为其清理。具体做法是：把消毒纱布的一角，按顺时针的方向捻成布捻，轻轻放入婴幼儿鼻腔内，再逆时针方向边捻动边向外拉。反复几次，可有效把鼻腔内的异物带出，且不会损伤鼻黏膜。

沐浴

◎ 洗澡前的准备

★合适的水位。澡盆内水位要浸过婴幼儿大部分身体，以便其在浴盆内自由活动，不会着凉。

★室温应保持在26~28℃之间。

★以手肘部分测试适宜的水温。一般以32~35℃为宜。

★准备好全套的沐浴用品，包括大浴巾、澡巾、换洗衣物、纸尿裤、专门的洗发液、专门的沐浴露等。

★小巧可爱的澡盆玩具可让宝宝洗澡时更"合作"。

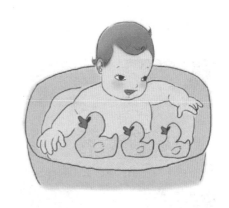

◎ 洗头

　　先用浴巾包住除掉衣物的婴幼儿，露出婴儿的头。大人用一只手托住其头部，将其身体靠近自己的腰腹部，用手肘和腹部夹住宝宝，另一只手腾出来为其洗头。需要注意的是，托住头的那只手尽量用手指将其耳朵闭合，以免进水。

①将小方巾打湿，拧成半干，擦拭婴幼儿的头部。

②将少许洗发液在手上搓揉出泡沫。（不需要每次都使用洗发液）

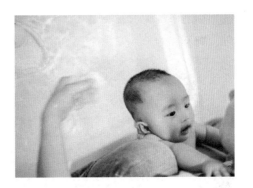

③将泡沫均匀地擦在宝宝头发上，轻揉片刻。

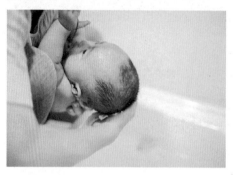

◎ 洗澡

①双手小心将婴幼儿放入澡盆，让其屁股先接触温水，以适应水温。

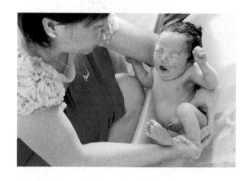

③用小毛巾洗胸、腹、腋下、手臂与手指缝。接着清洗宝宝的腹股沟、性器官、腿部、脚丫。

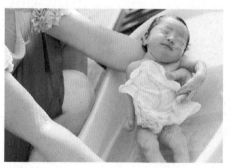

④用清水将泡沫擦洗干净，并马上用干毛巾吸掉其头发上的水。

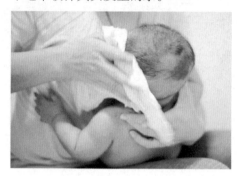

②接着一只手放在宝宝腋下，从后面托住其头颈部。这样可以确保宝宝的头部始终高于水面而防止意外。另一只手擦洗宝宝身体。

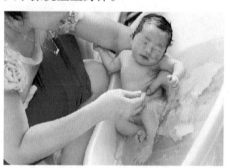

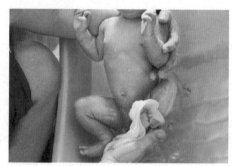

④轻轻翻转宝宝，让其头靠在手臂上，清洗背部与屁股。

⑤洗澡完毕，快速将宝宝抱起，用大浴巾擦干身上的水分。

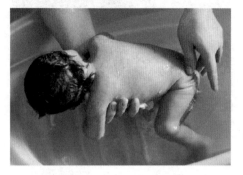

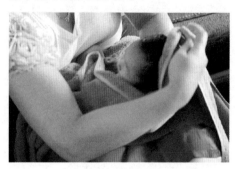

注意

在新生儿肚脐愈合之前，肚脐中容易渗进细菌，引发炎症，因此不宜将整个身体浸泡在浴盆中进行全身沐浴。

不可忽视的细节

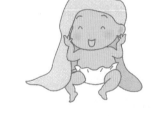

★洗澡时间应安排在哺乳完1～2小时后，否则容易引起吐奶。

★冬天给宝宝洗澡前，可将浴巾与换洗衣物烘热，让其感觉更舒适。

★选择没有香味或者香味很淡的婴幼儿专用浴皂或浴液，功能越简单越好。但无需每次用，一周使用2～3次即可。

★夏天要勤给宝宝洗澡，冬天可根据其是否出汗来平衡洗澡的次数。但即使不洗澡，每天都要给宝宝洗脸、洗脚和脖子、屁股等处。

★清洗鼻子和耳朵时，只清洗看得到的地方，不要擦拭里面。

★给女婴洗澡时，不要分开其阴唇清洗，会妨碍可杀灭细菌的黏液流出。清洗外阴时，应由前往后清洗，以免来自肛门的细菌蔓延至阴道引起感染。

★给男婴洗澡时，不要过度地拉扯包皮，这样易撕伤或损伤。

★洗澡时间不要超过15分钟，特别是在寒冷的冬天，洗完后及时用大浴巾包裹住宝宝全身，免得受风着凉。

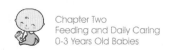

🐛 修剪指甲

婴幼儿的指甲虽然薄而软，但相对吹弹可破的柔嫩肌肤而言，还是很具有"杀伤力"的，一不小心就会在脸上留下划痕。所以大人应该及时帮助婴幼儿修整指甲。具体的方法是：采用婴幼儿专用的指甲钳或安全剪刀，在其熟睡后进行。为免剪伤，剪的时候要将其指肚压低。剪完后记得磨平。

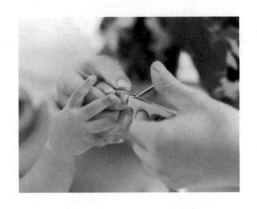

Tips: 与小手套说Bye-Bye

许多父母因为不敢给宝宝剪指甲，又怕他们的指甲弄伤他们自己，于是给他们带上一副小手套，认为这样既安全又舒适。其实这种做法并不科学。

首先，手在大脑发育中占有重要作用，手的动作能力是婴幼儿身体发育中非常关键的能力，如果整天用手套套着，不利于他们手部运动能力的发展，以至于运动能力整体发展迟滞，影响智力发育。

其次，手套内里的线头及束口的松紧带都有可能对婴幼儿造成隐性伤害。束口太紧会影响其手部血液循环；而内里的线头如不小心缠住手指，有可能引起手指缺血，甚至指头坏死。

🐛 大小便护理

◎ 婴幼儿大小便的规律

★ 0~1岁婴儿一般在吃奶或喝水后15分钟左右排尿；1~1.5岁后20~30分钟会排尿。大人应掌握婴幼儿的这一规律，有意识地给婴幼儿把尿。

★ 母乳喂养的0~3个月婴儿每天大便3~5次，3个月以上婴儿每天大便1~3次；配方奶喂养的宝宝每天大便1~2次，也有可能2天1次，容易便秘。

★ 3个月以上的婴儿大小便已经很有规律，特别是大便时，会有明显的表情暗示，如发呆、愣神、使劲等，此时应该及时帮助宝宝排便。

★ 每天定时安排婴幼儿解便，帮助婴幼儿养成良好的排便习惯。

◎ 便后清洁

婴幼儿大小便后要及时更换尿布，并用温水清洁宝宝臀部，防止出现尿布疹。

①用32~35℃的温水清洗宝宝臀部即可，不需要添加其他清洗剂。

②由前往后清洗宝宝臀部，洗干净后用软毛巾吸干水分，保持臀部清爽。

③准备婴幼儿专用小毛巾和清洁用盆，不要和大人混用。平时要多将毛巾、浴具晒太阳杀菌。

④婴幼儿的座便器便后一定要及时清洗。经常让座便器晒晒太阳杀菌消毒。

尿布 ——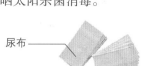

◎ 尿布的使用与更换

婴儿尿布的种类很多，从材质上来分，主要有棉尿布和纸尿裤两种。

★ 使用棉尿布

选择透气性好、吸水性强、柔软舒适的纯色棉尿布或纱布尿布。

将一块尿布折成较厚的长条形，轻轻抬起婴儿的双腿，将尿布的一端垫于婴儿后腰下，另一端往上折起，盖住婴儿腹部。为防止尿布脱落，可用安全别针将尿布两端固定在外裤上。

★ 使用纸尿裤

纸尿裤的优点是方便省事、易携带。给婴儿选择吸收快、超薄透气、柔软洁净的纸尿裤，能更好地吸收和锁定水分，避免返渗，保持皮肤干燥，预防尿布疹。

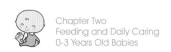

◎纸尿裤穿戴全图解

①用一只手提高婴儿双腿，将纸尿裤有腰贴的一面放入其后腰。

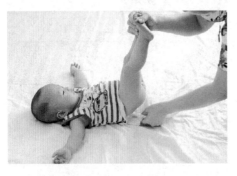

②将纸尿裤前端拉出盖在婴儿肚子上。

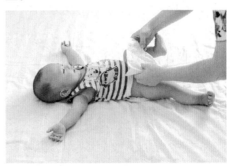

③将腰两侧的腰贴撕开贴在纸尿裤前端。松紧度以腰部以能放入两个手指头为宜；腿围处以能放入一根手指为好。

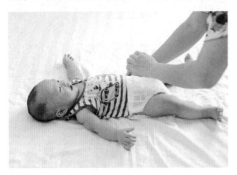

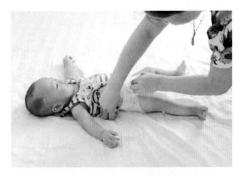

④调整纸尿裤腰部及大腿内侧，特别注意，如果是新生儿，要将腹部上方的尿布向下折，不要盖住婴儿的脐带。

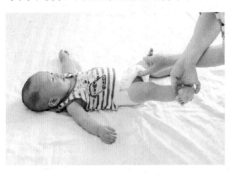

Tips：纸尿裤使用小·细节

在每次喂奶前，或大便后、睡觉前、醒来时，判断是否需要更换纸尿裤。

不要长时间使用一片纸尿裤，大便后应立即更换。

由于使用纸尿裤形成的潮湿环境不利于皮肤的健康，所以白天更换纸尿裤时，最好能有1~2小时的间断，让婴儿的屁股透透气。

适时训练幼儿自行如厕

当幼儿具备以下这些能力时，表示他（她）已经做好了准备，可以接受如厕训练了：

①能自己行走，并乐意坐下（具备坐便器的基础）。

②能将自己的裤子拉上和拉下。

③能模仿父母的动作。

④显出对控制大小便的兴趣，例如会跟随父母进入卫生间等。

⑤尿布尿湿时会通过语言或者动作表达不舒服的感觉。

⑥每天都在固定的时间段大便。

⑦尿布可以保持干燥达两小时以上；睡觉醒来时尿布也没有湿。

⑧会将东西放回原处（显示能教会幼儿大小便到应该去的"去处"）。

⑨会说"不"，显现独立意识。

需要注意的是，如果幼儿生病或发生迁居等重大生活事件时，不宜训练大小便。此外，也不要迫于外界压力而强制幼儿接受训练，如果大人对宝宝未能摆脱尿布感到焦虑的话，这种情绪也会影响宝宝，有时还会引起幼儿括约肌功能失调以及便秘，妨碍训练正常进行。如果宝宝不配合，必须要等待数月后才再次试验。

Tips：训练幼儿如厕的方法

①给宝宝挑选一个他（她）自己喜欢的、高矮适中的坐便器。

②带宝宝到坐便器旁，让宝宝逐步熟悉自己的尿桶或如厕椅。开始几天经常带他去坐一坐，不必拉下裤子。

③当宝宝对训练已有准备时，让宝宝学会自己把裤子脱下，褪到脚部的位置。如果宝宝做得好，要及时表扬和鼓励。

④让宝宝保持一个特定的姿势，然后用"嘘嘘"声诱导其排小便，用"嗯、嗯"声促使其排大便。

⑤训练宝宝自己擦干净屁股。开始时大人可以为其代劳，稍大一点时让宝宝自己清洁小屁屁。

⑥便后让宝宝自己洗手，然后用擦手毛巾把手擦干。

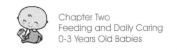

●婴幼儿起居环境布置与卫生

🐛 起居环境要求

适宜的温度和湿度

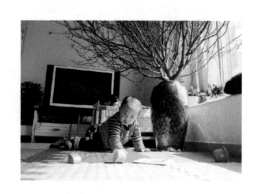

婴幼儿房间的温度不能忽高忽低，保持在22~26℃为宜，湿度应保持在50%左右。夏天天气炎热时，可以使用风扇和空调，但同时也要注意预防空调病。冬天如果室温过低，可使用暖气，也可先将热水袋放在被子下面，待被子暖和后再让宝宝睡觉。但不能让热水袋直接接触宝宝皮肤，以防烫伤。

需要注意的是，婴幼儿的起居室不论春夏秋冬，每天应定时开窗通风，保持空气清新。另外，室内严禁吸烟。

起居室的布置

起居室的布置可按父母的条件和喜好而定，但有几项原则是必须要注意的，即安全、舒适、有利健康。

◎挑选合适的婴儿床

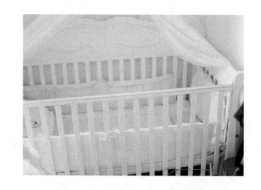

尽量选择木制的、有栏杆的婴儿床，当婴儿会翻身、爬行、站立时，栏杆可以起到很好的防护作用。小床的高度可适当低一些，床底下还可以铺上一块毯子或垫子，这样万一婴儿跌落下来时可起到缓冲作用。床褥不能过于松软，否则会使婴儿脊柱旁的韧带和关节负担过重，从而引起脊柱后突或侧突畸形。

安放小床的位置不要紧贴着门窗，因为那里温差较大，噪声干扰也较多。

◎ 张贴色彩艳丽的图片

婴幼儿起居室可挂些色彩艳丽的画片、玩具，以刺激其视觉的发育，但不要挂得离眼睛太近，玩具的位置也要经常变换，否则婴儿眼睛老盯住一个地方，容易发生斜视。

◎ 营造良好的起居氛围

婴幼儿吃奶、玩耍或睡觉都需要一个良好的环境。

①婴幼儿吃奶时，周围环境要尽量单调、安静，以免其分心。

②宝宝睡觉时不要求绝对安静，周围可以有细小的声音，如脚步声、轻轻的谈话声、轻柔的音乐等，这样更有利于婴儿安睡，养成良好的睡眠习惯。

③宝宝玩耍时周围尽量布置成生动活泼、声色俱全的卡通环境，且周围的玩具或图片要经常变换，这样才能保有足够的新鲜感。

婴幼儿四具的清洁与卫生

婴幼儿四具即卧具、餐具、玩具和家具。婴幼儿的抵抗力弱，适应外界环境能力较差，因此要格外注意周边环境的卫生，减少令其患病的细菌与病源。

婴幼儿卧具要勤换洗、勤晾晒

★婴幼儿的被褥要勤换洗，一般每周换洗一次。清洗时用婴幼儿专用的中性、无磷洗衣液浸泡，然后搓洗，流动水漂清，放置太阳底下曝晒晾干。

★每天用湿毛巾擦拭婴儿床，保持婴儿床干净、整洁。

★被芯及床垫每月晾晒一次。

★夏季铺设的凉席1~2天擦拭一次，保持席面清爽、干净。

餐具要专用，勤消毒

给婴幼儿准备专用的餐具，包括碗筷、勺子、水杯等。

婴幼儿用餐完毕后要立即将餐具清洗干净，然后用沸水煮3~5分钟消毒，也可放进消毒柜进行消毒处理。

玩具的清洗与消毒

玩具是婴幼儿日常生活中接触最频繁的物体，几乎所有的婴幼儿都有啃咬玩具的习惯，因此要经常给玩具消毒，以免病从口入，感染病菌。以下是清洗各种材质

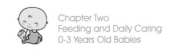

的玩具时常用的方法：

★ 给婴幼儿选择玩具时必须挑选经国家有关部门检验合格的玩具。不仅因其安全性达标，而且符合卫生标准，不易携带细菌、病毒，且易于清洗。

★ 绒毛、棉布类玩具用肥皂清洗后，放在日光下曝晒晾干。

★ 木制玩具可用肥皂水泡洗，然后冲洗干净，置于阴凉处晾干。

★ 铁皮制作的玩具在阳光下曝晒6小时候可达到杀菌效果。

★ 塑料和橡胶玩具，可用浓度为0.2%的过氧乙酸或0.5%的消毒灵浸泡1小时，然后用清水冲洗干净，阴凉处晾干。

家具的清洁

婴幼儿的手、口动作较多，自我控制能力较差，所以在婴幼儿活动范围内的家具每天都需要进行清洁。需注意的是，清洁家具时尽量用湿棉布，以免扬尘。

Tips：各种材质家具清洁小·技巧

◎木制家具

①用软柔的抹布或海绵蘸以温淡的肥皂水进行擦洗，干透后，再用家具油蜡擦拭使其光润。

②用浸泡了过期牛奶的干净抹布擦拭木制家具，去除污垢效果很好，擦完后再用清水擦一遍。

③将等量的白醋和温水混合，擦拭家具表面后，再用干净的软布抹净，可有效祛除木制家具表面的油墨污质。

◎玻璃家具

用废报纸擦拭玻璃表面可以轻易去除污质。对于凝结的顽固污质，可用软毛巾蘸中性清洁剂擦拭，然后用干毛巾擦净即可。玻璃家具不能用碱性较强的清洁剂清洁。

◎铁制家具

铁制家具切忌用酸碱性溶液清洁，如食醋、肥皂水、苏打水等，这些液体对铁具表面具有腐蚀性。最好选用纯棉针织品为抹布，稍微打湿，擦拭铁艺家具的表面。对于家具上的凹陷处和浮雕纹饰中的灰尘，可用细软羊毛刷来除尘。

●婴幼儿的睡眠

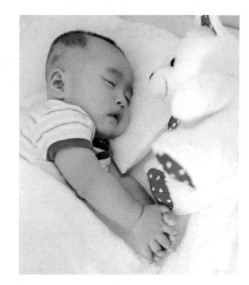

睡眠是人体大脑皮层的生理性保护性抑制，是恢复人体精神和体力的必要条件。睡眠对婴幼儿的健康成长和智力的正常发育是极为重要的。睡眠不足，婴幼儿会烦躁不安，食欲不振，以致影响身高、体重的增长，甚至造成抵抗力下降，变得易生病。此外，婴幼儿脑细胞的发育及完善主要在睡眠中进行，睡眠有利于脑细胞的发育，促进其思维能力的发展。因此，每个婴幼儿都应该拥有充足的睡眠。

婴幼儿睡眠规律

每个婴幼儿的睡眠模式因家庭环境或生活习惯的不同而各不相同，但总的来说，不同时期的婴幼儿睡眠都具备以下几个大的规律：

年龄 睡眠	全日睡眠时间（小时）	日间小睡（次）	睡眠特点
0~3个月	>15	3~4	1.无明显昼夜规律 2.睡眠时间短，2~3小时/次
3~6个月	14~16	2~3	1.睡眠逐渐规律 2.睡眠时间集中在晚上，约占全日睡眠的2/3 3.每次睡眠的时间与白天清醒的时间段延长
6~12个月	13~14	2	1.约60%的婴儿晚上可连续睡6小时以上 2.每日小睡之间清醒的时段延长至3~4小时 3.9个月以后会随自己的意愿选择睡或不睡 4.10个月以后晚上基本能够一觉睡到天亮
1岁以后	11~13	1	1.白天基本只需小睡1次，每次能睡2~3小时 2.晚上能够连续睡10小时

🍼 婴幼儿的各种睡姿

婴幼儿睡眠的姿势主要有三种，即仰卧、侧卧及俯卧。这三种睡眠姿势各有优劣（见下表），大人可以根据其自身的需求及喜好，酌情帮助宝宝选择最合适的睡眠姿势。平时在有人照看的情况下，也可以适时改变宝宝睡觉的姿势，以促进全身发育。

睡姿	优点	缺点	危险程度
仰卧	最安全，牙齿可按原有位置生长	容易把头睡扁，睡觉时比较缺乏安全感	★
侧卧	不容易把头睡扁；降低婴儿溢奶、吐奶的概率	婴儿睡时容易翻身，变成趴睡，猝死概率因而提高	★★★
俯卧	头不容易睡扁；前3~6个月能使婴儿的上半身得到很好的锻炼；婴儿有一定的安全感	比较容易导致猝死，婴儿牙齿的生长空间不足	★★★★★

🍼 让婴幼儿安睡的措施

创造良好的睡眠环境

为婴幼儿营造一个温馨、舒适、安静的睡眠环境是保证其高质量睡眠的前提。良好的睡眠环境至少具备以下几个要素：

★适宜的温度与湿度：温度保持在18~26℃，湿度在50%左右。

★室内空气清新，要勤开窗通风。

★光线柔和，避免阳光直射。宝宝睡着后尽量不要开灯。

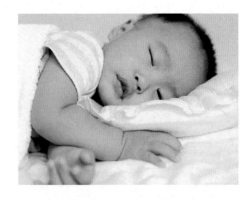

★床垫软硬适中，被褥厚薄恰当，睡衣绵软、轻薄、透气。

★减少噪声，尽量放轻说话或走路的声音。

让婴幼儿安睡的方法

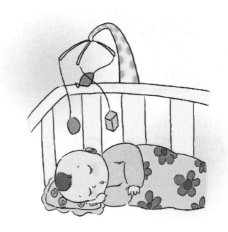

　　大多数宝宝睡眠不好都跟缺乏规律性有关。想让宝宝乖乖地入睡，并且睡得好，可以从以下几个方面着手：

★白天休息好，晚上才睡得好。在白天很好地调理、照顾宝宝，可以让其夜间的睡眠变得比较有规律。

★有规律的"小睡"。白天挑选一个宝宝比较累的时段，陪其一起小睡，可以让宝宝在夜里睡得踏实、长久。

★制订睡眠时间，遵循固定的睡前仪式，如洗澡、按摩、睡前讲故事等。

★睡前吃饱，但不能撑着。

★睡前不要和宝宝玩太激烈的游戏，营造安静、祥和的睡眠氛围。

★给宝宝准备全棉睡衣，保持安全的睡眠姿势。

★呆在宝宝身边，他（她）会更有安全感。可以抱着宝宝或依偎着他（她），陪他（她）入睡。

★对于白天辛苦了一天的妈妈来说，爸爸哄宝宝入睡也是一个不错的方式。

★婴儿一般会在深度睡眠1～2个小时后转为浅度睡眠，此时易惊醒，大人要及时给予回应，可以轻轻地拍拍宝宝的后背，安抚他（她）再次入睡。

判断婴幼儿睡眠充足的标准

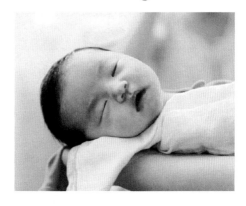

　　婴幼儿睡眠充足主要表现在以下几方面：

★清晨按时醒来，白天精力充沛，状态良好。

★活泼好动，食欲正常。

★身高、体重能够按正常的生长速率增长。

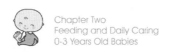

三、新生儿特殊护理

●新生儿常见身体表征及特殊生理现象

出生后至28天内的小婴儿被称为新生儿，新生儿具备许多独特的身体表征及生理现象，需要大人进行更细致的特殊护理。

部 位	特 征
头和头皮	头偏长，不对称；有些部位隆起；皮肤皱皱的，头发缠结在一起；头骨相接的地方摸起来软软的；前囟门呈菱形，斜径平均为2.5厘米
脸	鼻子扁平；脸颊肉嘟嘟的；脖子处脂肪层较厚，不是很明显
眼睛	浮肿，眯成一条线；偶尔张开；睁眼后喜欢四处张望
皮肤	有奶酪似的白色黏稠物；手脚发青；肩、背、脸、耳廓外缘等处有细细的绒毛
身体	胳膊和腿分别向胸、腹部弯曲；两脚朝内相对；呼吸频率高、无规则；肌肉有活力
生殖器	肿胀的阴唇或阴囊

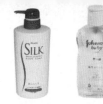

🐛 脱皮的手脚

许多新生儿特别是晚产儿都可能出现皮肤干燥脱皮的现象，特别是在手和脚上。这是因为新生儿表皮的角化层发育不完善，很薄，因此容易脱落，无需特别护理。

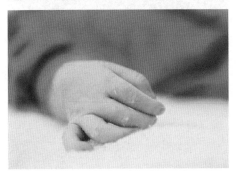
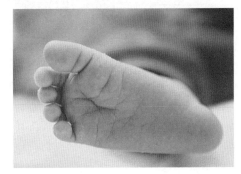

🐛 头垢

新生儿的头部出现厚薄不等的灰黄色或黄褐色油腻结痂和鳞屑，这就是头垢，俗称"摇篮帽"。头垢里含有大量污垢，一旦被抓破，就容易导致感染。而且，一旦头垢将囟门遮挡，就很难通过观察囟门的状况来判断宝宝的健康状况。所以给婴儿清除头垢是必要的。

正确清除头垢有两种方式：

★头垢少而薄的，倒点婴儿油轻轻按摩结头垢的地方，待其软化后，再用清水洗干净。

★头垢比较厚的，在宝宝晚上入睡后，用婴儿油擦在有头垢的皮肤上，24小时候待头垢变软，再用温水清洁，这样反复几次就可逐渐将全部头垢清洗干净。需要注意的是，千万不可将头垢硬撕或挖下来，以免损伤头皮，引起感染。

🐛 新生儿痤疮

新生儿出生后3～4周，脸、脖子等部位有可能出现类似于"青春痘"的痤疮，医学上称之为脂溢性皮炎。这是因为母体内激增的激素刺激婴儿皮肤的油脂分泌，从而堵塞毛孔而形成的。

新生儿痤疮一般在第3周达到顶峰，之后慢慢消退。除了有点影响美观外，不会对婴儿造成大的影响。

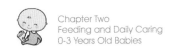

🍼 粟粒疹

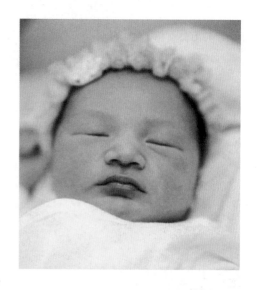

粟粒疹是新生儿常见的皮疹之一。刚出生的婴儿脸上，特别是鼻子上会分布一些白色的小颗粒，这是因为新生儿的皮脂腺功能尚未完全发育成熟，导致皮肤毛孔被分泌物堵塞，从而长出一粒一粒的小疹子。父母无需担心，随着婴儿一天天成长，粟粒疹不需要作任何治疗，很快就会自然消退。

🍼 "马牙"&"螳螂嘴"

新生儿上腭中线和齿龈切缘上常有黄白色小斑点，俗称"马牙"，系上皮细胞堆积或黏液腺分泌物积留所致，于生后数周至数月即会自行消失。其两颊部的脂肪垫，俗称"螳螂嘴"，对吸乳有利。"马牙"及"螳螂嘴"都不应挑割，以免发生感染。

🍼 阴唇粘连

女婴大、小阴唇之间容易发生粘连，形成假性阴道封锁。发现这种情况要及时处理，可用手轻轻分开，涂上抗菌素软膏；如果不能轻易用手分开，就不要强行分开，及时寻医问诊，或手术剥离。

🍼 隐睾

有的刚出生的新生男婴睾丸没有降到阴囊中，这种情况俗称为"隐睾"。大多数足月新生儿出生时睾丸已经降到阴囊里了，也有少数出现隐睾的现象。不用着急，多观察几天，可能就会发现下降了。如果比较长一段时间后，睾丸还是没能降下来，就要及时寻医问诊，以免影响婴儿睾丸的发育。

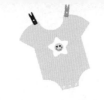

乳腺肿大

出生后第3～5天，男、女足月新生儿均可发生乳腺肿胀，如蚕豆到鸽蛋大小，一般不需处理，出生后2～3周内自行消退。切勿强烈挤压，以免继发感染。

假月经

有些新生女婴由于受母体雌性激素的影响，出生后5～7天阴道可见带血性分泌物，持续2～3天，类似于妈妈的月经，俗称"假月经"。这是正常的生理现象，一般不必处理。

除此之外，新生女婴阴道口内常有乳白色分泌物渗出，类似白带，与上面的"假月经"一样，这些都是正常生理现象，无需任何特殊处理。但如果白带持续时间太长，或发生其他病变时，就应及时看医生。

眼白出血

许多新生儿的眼睛因为分娩时受到挤压，视网膜和眼结膜会出现少量出血，俗称"眼白出血"。遇到这种情况不必惊慌，过几天就会自然好转。

脐疝

某些新生儿在脐带脱落后，由于腹压的作用，脐带残端逐渐增大，腹腔中的液体，肠管或大网膜进入脐带残端，形成脐疝。一般的脐疝在婴儿哭闹、排便时会增大；而在睡眠或安静时会减小甚至看不见。这种脐疝可在婴儿1～2岁时自愈，无需治疗。

如果脐疝很大，影响到婴儿的日常生活，就要及时手术治疗。

生理性体重下降

新生儿初生数日内，因丢失水分较多，出现体重下降，但一般不超过出生体重的10%。出生后10天左右，即会恢复到出生时体重。要注重此阶段的新生儿喂养，促进体重早日恢复。

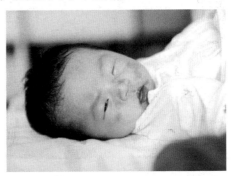

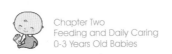

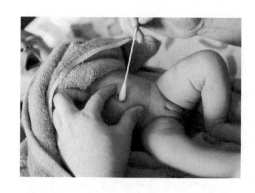

●新生儿身体护理

🍼 肚脐护理

新生儿脐带一般在出生后两周内脱落结痂，在其脐带未脱落前应注意检查脐带有无渗血、渗液、异味等异常情况。平时在给宝宝做清洁的过程中也要加强脐部的护理工作。

给脐带消毒

①左手轻轻撑开新生儿肚脐，右手用干净的棉签蘸取适量浓度为75%的酒精。

②以顺时针方向从肚脐里至外旋转消毒。

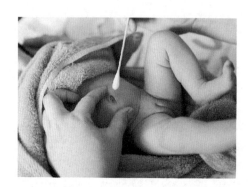

③换一根干净的棉签，蘸取浓度为95%的酒精，重复以上动作。

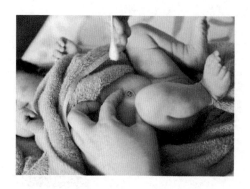

脐带护理·小·细节

①每次洗完澡后都要做脐带护理，在脐带脱落后的一周内，也要照常护理脐带，直至肚脐眼完全干燥为止。

②未脱落的脐带要注意保持通风与干燥，注意不要将纸尿裤遮住肚脐眼，以免宝宝的排泄物污染到脐部。

③如果脐带周围有渗血、脓黄分泌物，有臭味或肚脐周围皮肤红肿，应尽快带往医院检查。

🐛 乳头护理

新生女婴乳头凹陷是常见现象，许多老人习惯按民间土方法给新生婴儿挤压、拉扯乳头，这是很不科学的。挤压乳头不仅不能防止乳头凹陷，还容易损伤乳腺管，引起乳腺炎，严重的还会导致败血症，危及宝宝生命。

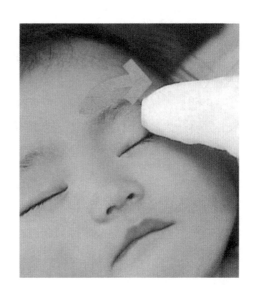

🐛 眼耳口鼻的护理

眼部护理与保健

新生儿刚出生时仅能清楚地看到眼前20厘米左右的物体；2个月后有注视物体能力；3个月开始视线追踪；5个月能鉴别物体颜色、形状。婴幼儿2岁以前是视觉发育的关键期，在此过程中，一定要做好眼部的护理工作，归纳起来主要有以下几方面：

◎ 预防眼部感染

婴儿脸盆、洗脸毛巾要专用；给婴儿洗脸前要洗净双手；婴儿进行户外活动后要及时清洗双手；小婴儿眼部分泌物较多，每天早晨要用专用毛巾或消毒棉球蘸温开水从眼内角向外轻轻擦拭，去除分泌物。

◎ 保护视力

不能让婴儿长时间看某样物品，2周岁以内的婴幼儿最好不要看电视。睡眠时应注意避免光线直照婴儿的眼睛。

◎ 防眼外伤

注意不应让婴幼儿接触尖锐有伤害性的玩具。

耳部护理与保健

新生儿出生就有听觉，3个月的婴儿已经对声音有定向反应；6个月的婴

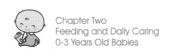

儿对自己的名字就有反应。婴幼儿期的听力对婴幼儿语言、认知和情感的发育有直接影响。婴幼儿的耳部护理工作主要从以下几方面着手：

◎ 进行早期的听力筛查

新生儿期进行听力筛查，早期发现先天听力障碍，尽早佩戴助听器，早期进行听力语言康复，可使大部分聋儿能听、会说，"聋而不哑"。

◎ 预防感冒，谨慎用药

婴幼儿感冒时咽部、耳鼻部的发炎，可能会造成中耳炎。一旦感冒，需谨慎用药，特别是慎用耳毒性抗生素，如庆大霉素、链霉素、卡那霉素等，以免引起药物中毒性耳聋。

◎ 保持外耳道清洁和畅通

①每次洗脸或洗澡后，用干纱布团轻轻擦拭外耳道及外耳，不要用棉签清洁外耳道，以防损伤外耳道皮肤引起感染。

②溢出的奶流入外耳道时应及时清除。

③耵聍（耳屎）是由耳道内的耵聍腺分泌出来的一种浅黄色的物体，存在于外耳道，有一定保护作用，大人不要用棉签更不能用发卡或火柴棍等给婴幼儿挖耳内耵聍，一旦用力不当，不仅会伤及外耳道，还有可能伤到鼓膜。

④如果宝宝耳内耵聍较多或结块应请医生帮助清除。

鼻腔护理与保健

婴儿的鼻孔狭小，灰尘和分泌物容易形成污物阻塞鼻孔而影响呼吸。可先将一滴温水或者生理盐水滴入鼻腔以湿润干痂，然后用捻成细绳状的药棉伸进鼻腔转动几下再取出，即可把鼻痂带出；也可刺激宝宝打喷嚏，而带出变软的鼻痂；还可用吸鼻器将分泌物吸出鼻腔。切记千万不要用手指或棉签清洁鼻腔，以防造成鼻黏膜损伤。冬季室内常常干燥，可使用空气加湿器，保持室内空气湿润，也可减少鼻痂的形成。

口腔护理与保健

每天早晚可用浇湿的干净纱布缠在手指上，给婴儿做口腔清洁，这样可以有效防治鹅口疮。

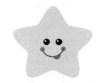

●新生儿常见病症及护理

🍼 鹅口疮

　　新生儿易患鹅口疮。鹅口疮是由白色念珠菌感染引起，可能与母亲产道感染以及乳头或奶具不洁有关。主要表现为口腔两颊部黏膜、上腭和舌表面附有斑片状白色凝块样物，不易擦除。婴儿一旦长了鹅口疮，会有哭吵、不愿吸吮等表现。发现相关症状应到医院就诊。

鹅口疮的预防

★婴儿用的奶具、水杯要经常煮沸消毒。

★不要在奶瓶中放置喝剩下的奶水，也尽量不要给婴儿喝剩的白开水。

★妈妈喂奶前洗净双手，擦拭乳头，保持乳头清洁。

★喂完奶后用白开水清洁婴儿的口腔以消除口内残渣。

★婴儿患病时不要随意使用抗生素等，以防诱发鹅口疮。

鹅口疮的护理

★用2%苏打水溶液少许清洗婴儿口腔后，再用棉签蘸1%龙胆紫涂在口腔中，每天1~2次。

★用制霉菌素片1片（每片50万单位）溶于10毫升冷开水中，然后涂口腔，每天3~4次。一般2~3天即可好转或痊愈。

🍼 尿布疹

　　尿布疹是新生儿常见皮肤病，常见于肛门周围、臀部、大腿内侧及外生殖器，甚至可蔓延到会阴及大腿外侧。初期发红，继而出现红点，直至鲜红色红斑，会阴部红肿，融合成片。严重的会出现丘疹、水疱、糜烂。如果合并细菌感染则产生脓疱。

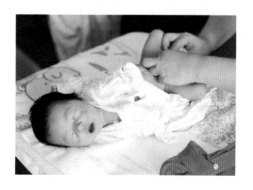

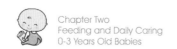

新生儿的皮肤极为娇嫩，若长期浸泡在尿液中或因尿布密不透风而潮湿的话，极易出现尿布疹。许多人认为使用纸尿裤容易导致尿布疹，其实纸尿裤与尿布疹并无直接的因果关系。无论是市面出售的纸尿裤、一次性尿布及布尿布，还是家庭使用的传统尿布，只要使用不当，或产品质量不合格，或护理不当，都有发生尿布疹的可能。

尿布疹的预防

◎选择适合的尿布

最好给新生儿使用棉尿布。因为棉尿布舒适、透气，而且可以重复使用。千万不可使用化纤布做成的尿布。

◎勤给宝宝换尿布

预防尿布疹最好的措施就是使新生儿的屁股保持干爽，所以要在尿布被尿湿或弄脏后尽快更换。

◎保持清洁

给宝宝儿换尿布时，用温水和干净的毛巾来擦洗小屁股。洗完后，用软毛巾吸干水分，千万别来回擦。

◎做好防护

如果宝宝儿皮肤比较敏感，容易发红，可在每次清洗屁股后抹一层薄薄的防护霜。专门针对新生儿臀红的防护霜是预防尿布疹的有效产品。

◎预防食物过敏

有的宝宝儿会由于食物过敏，从而引发尿布疹。在给宝宝儿开始添加辅食时尤其要注意这一点。

◎彻底清洁尿布

尿布要用肥皂彻底清洗干净，然后用热水烫过，放在太阳底下曝晒晾干。不要用含有芳香成分的洗涤剂清洗宝宝的棉质尿布，也不要使用柔顺剂，这些都会使其皮肤产生过敏反应。

尿布疹的护理

宝宝一旦出现尿布疹，保持臀部的清洁干爽是治疗的关键。

★发现宝宝有轻微臀部发红时，立即使用护臀膏。每次清洗后用干爽洁净的毛巾揾干水分，再让其臀部在空气或阳光下晾一下，使皮肤干燥。

★给宝宝穿稍大一号的纸尿裤，让空气能够更流通。

★天气暖和时，尽量让宝宝在户外或在室内清洁的地面上玩耍，不穿尿裤（也不要抹隔离霜），时间越长越好，因为直接接触空气会加快尿布疹的恢复。

★较重的或时间较长的尿布疹，应及时到医院皮肤科诊治。

婴儿湿疹

婴儿湿疹是一种常见的、由内外因素引起的一种过敏性皮肤炎症，通常把婴儿湿疹称为"奶癣"。婴儿湿疹起病大多在生后1~3月，6个月以后逐渐减轻，1~2岁后大多数会逐渐自愈。湿疹大多发生在婴儿面颊、额部、眉间和头部，表现为面颊部出现小红疹，可波及整个面部甚至到额、颈、胸等处。小红疹散布或成片，也可变成小水泡，破溃后渗出液体，结成黄色的痂皮。轻症时红疹时隐时现，反反复复。严重发作时瘙痒难忍，婴儿因此常烦躁哭闹，影响进食和睡眠。

诱发湿疹的原因

诱发婴儿湿疹的原因很多，主要有：

★对母乳里蛋白质或对牛羊奶、牛羊肉、鱼、虾、蛋等食物过敏。

★过量喂养而致消化不良。

★吃糖过多，造成肠内异常发酵。

★肠寄生虫。

★强光照射。

★湿疹也有遗传倾向。

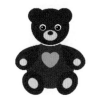

★肥皂、化妆品、皮毛细纤、花粉、油漆的刺激。

★乳母接触致敏因素，或吃了某些食物，通过乳汁影响婴儿。

湿疹的护理

婴儿湿疹轻症时注意保持皮肤清洁，无需特殊处理；出现红肿、糜烂、渗出明显时，局部清洗后，再涂激素类药膏，皮疹消退后即停止使用。但通过治疗皮疹消失后并不是万事大吉，更重要的任务是家庭护理，预防婴儿湿疹反复发作。

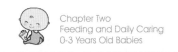

◎喂养和饮食

①母乳喂养可以减轻湿疹的程度。蛋白类辅食应该晚一些添加，如鸡蛋、鱼、虾类，一般婴儿从4个月开始逐渐添加，而有湿疹的婴儿，建议晚1～2个月添加，且添加的速度要慢。婴儿的饮食尽可能是新鲜的，避免让婴儿吃含气、含色素、含防腐剂或稳定剂、含膨化剂等的加工食品。

②如果已经发现婴儿因食用某种食物出现湿疹，应避免再次进食这些食物。

③有牛奶过敏的婴儿，可用豆浆、羊奶等代替牛奶喂养。

④对鸡蛋过敏的婴儿可单吃蛋黄。

⑤人工喂养的婴儿患湿疹，可以把牛奶煮沸几分钟以降低过敏性。

⑥婴儿食物以清淡饮食为好，应该少些盐分，以免体内积液太多而易发湿疹。

◎生活与环境

①选择棉质、宽松、轻软的衣物。

②床上被褥最好是棉质的，衣物、枕头、被褥等要经常更换，保持干爽。

③不要给婴儿穿太多，避免过热和出汗。

④不要让婴儿接触羽毛、兽毛、花粉、化纤等过敏物质。

⑤不要给婴儿用去脂强的碱性洗浴用品，以温水洗浴最好。

⑥选择温和无刺激的低敏或抗敏制剂护肤用品。

⑦室温不宜过高，否则会使湿疹痒感加重。

⑧家里不养宠物，如鸟、猫、狗等。

⑨室内常通风，不在室内吸烟，不要放置地毯，打扫卫生最好是湿擦，避免扬尘，或用吸尘器处理家里灰尘多的地方，如窗帘、框架等。

⑩保持婴儿大便通畅，睡眠充足。睡觉前为婴儿进行适当的抚触按摩，既可以增加机体抗敏能力，又有利于胃肠功能和提高婴儿睡眠质量。

新生儿黄疸

新生儿黄疸一般在出生72小时后出现（也有24小时内就出现黄疸的婴儿，一般为早产儿或生病的新生儿）。黄疸源于血液中的胆红素过多。新生儿由于肝脏尚未发育完全，无法处理血液中的胆红素，因此，这些黄色的色素便在皮肤中沉积下来，从而导致婴儿皮肤变黄。

新生儿黄疸分为生理性黄疸与病理性黄疸两种，大部分新生儿患的都属于正常的生理性黄疸，这种黄疸不会对婴儿产生伤害，因此不需要治疗，一般7~14天会自然消退。值得一提的是，尽早母乳喂养能促使胎便排出，可在一定程度上减轻黄疸的深度。

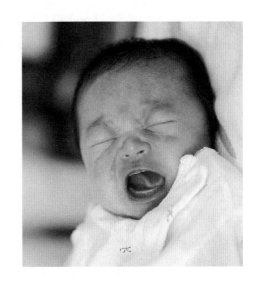

病理性黄疸一般表现为胆红素水平很高，而且上升很快。遇到这种情况，医生会建议将婴儿放在蓝光箱中接受治疗。

Tips：照蓝光的特殊护理

新生儿对胆红素的代谢能力仅为妈妈的1%~2%，易出现黄疸，如果不及时治疗，其高胆红素血症可造成新生儿的神经损伤。蓝光照射是治疗新生儿黄疸的一种简便、疗效好、见效快的方法。但在给新生儿照蓝光时，一定要做好护理，以降低其光疗时的不愉快感，使其安静、舒适地配合光疗，早日康复。

保持室温在24~26℃，湿度55%~65%。

光疗前给新生儿洗温水澡，更换清洁尿布，修剪指甲，并戴上棉制小手套，防止抓破皮肤。

给新生儿戴上眼罩、会阴罩，以免光线对这些部位造成伤害。

及时帮助新生儿变换体位。

多对新生儿进行爱的抚触与对话，避免新生儿产生"皮肤饥饿"现象，达到心理上的满足与舒适。

照射蓝光期间实行少量多次的喂养方式，尽量挤出母乳来喂养，使新生儿获取足够的营养。同时喂适量温水，助其保持体力。

光疗结束后，注意保暖，清洁皮肤后及时给宝宝穿上衣服。同时注意观察其后期的恢复状况，及时向医生汇报病情动态，促进其尽早康复。

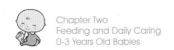

●早产儿、高危儿护理与保健

早产儿的护理

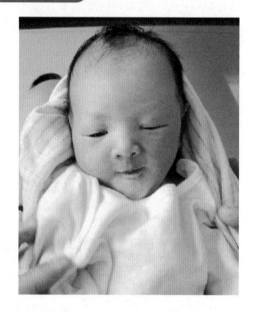

　　早产儿是指出生时胎龄小于37周的新生儿，其出生体重常小于2500克，其中出生体重小于1500克者为极低出生体重儿，小于1000克为超低出生体重儿。因为早产儿组织器官功能不成熟，生活能力低下，其疾病发生率和死亡率均明显高于足月新生儿。因此，做好早产儿的保健护理工作，对提高成活率及日后的生活质量有着重要意义。

保持适宜的环境温度

　　由于早产儿体温调节中枢发育不成熟，皮下脂肪少，体表面积相对较大，产热不足，散热增加，导致其体温易随环境温度变化而变化。适中的环境温度能使早产儿维持理想的体温，室温一般应保持在24～26℃，定时测体温，每6小时测1次，每日体温（腋温）正常波动应在36～37℃。在换尿布时，注意先将尿布用暖水袋加温。新生儿保温可将热水袋放在两被之间，以婴儿手足温暖为适宜。无上述条件时，可将婴儿直接贴近妈妈身体保温。

保持舒适环境

　　噪音对早产儿正在发育中的大脑有很多副作用，可引起心率、呼吸、血压、血氧饱和度的急剧波动，还可带来长期的后遗症，如听力缺失和注意力缺陷、多动症等。因此，应尽力营造一个安静的环境，减少噪音的刺激，如说话轻柔，尤其在靠近宝宝时要降低音量；走动轻柔，避免穿响底鞋；电话声音设定于最小音量等。减少光线对宝宝的刺激，如拉上窗帘以避免太阳光照射，降低室内光线，营造一个类似子宫内的幽暗环境。

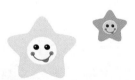

合理喂养

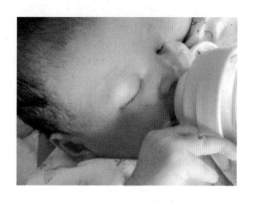

母乳喂养是早产儿的重要营养来源。喂乳时要特别细心、耐心，因其胃容量小，每次喂乳量宜少，间隔要短。对吸吮力弱的宝宝，可将乳汁挤在杯中，用滴管喂养。逐步增加喂奶次数，观察体重的增长。对32周以内的早产儿，每次滴管喂养前，母亲可将小手指（洗净后）放入早产儿口中，刺激和促进早产儿吸吮反射的建立，以便主动吸吮乳头。

保持舒适的体位

舒适的体位能促进早产儿自我安抚和自我行为控制，有利于其神经行为的发展。

★ 帮助婴儿多采取屈曲体位，有安全感。

★ 包裹婴儿时要确定婴儿的手能触及面部，以利头手互动。

★ 每次换尿布或做其他护理时，运作要轻柔迅速。

★ 注意不时更换婴儿的体位，定时翻身、侧卧。

★ 哺乳后应将婴儿头部侧向右边，以免溢乳吸入呼吸道中。

注意卫生，预防感染

★ 早产儿应避免亲友探望，家中成员若患上呼吸道感染应与婴儿隔离。

★ 家人给婴儿哺乳或换尿布前应用清水和肥皂洗手。

★ 居室要经常通风。

★ 婴儿的衣被要能保暖，并要经常换洗，保持皮肤清洁。

促进亲子关系建立及发育护理措施

早产儿出生后数周内要进行亲子间互动，还要采取一些积极的发育护理措施，促进发育，减少后遗症发生率，如抚触、被动操、视觉、听觉刺激等。母子间的亲密感主要通过亲密行为表现出来，包括触摸、亲吻、拥抱、面对面注视等。

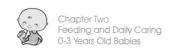

眼底及听力筛查

★由于早产儿视网膜发育未成熟，视网膜病发生率较高，必须加强视网膜病的早期诊断及防治，降低其发生率及致盲率。出生后第4周或胎龄32周时进行眼底视网膜病筛查。

★早产儿许多并发症可促使发生听力障碍，因此，对早产儿应常规进行听力筛查，生后3天、30天各查1次。如筛查未通过，需做脑干诱发电位等检查，做到早发现、早治疗。

高危儿护理与保健

在胎儿期和新生儿期以及其后的发育期中有存在对胎儿、新生儿和婴幼儿身心发育危险因素的婴儿，称为高危儿。

高危因素

在胎儿期、新生儿期及其后的发育期中对胎儿、新生儿和婴幼儿的身心发育（尤其是脑发育）有不良影响的因素称为高危因素。根据其发生时期，高危因素分为胎儿期、分娩期、新生儿期和婴幼儿期高危因素。

★胎儿期高危因素：孕母早期先兆流产，孕期感染（如弓形体、各种病毒感染），孕期接触放射线、有害化学物质或药物，母妊高征，胎儿宫内窘迫，胎儿宫内发育迟缓，胎盘功能不良，前置胎盘，胎盘早剥离、脐带绕颈，遗传因素（染色体病、基因病），其他（如不良环境、孕母贫血、肝肾疾病、艾滋病、吸毒、不良情绪以及未进行产前保健）等。

★分娩期高危因素：产时窒息、难产、剖宫产、产伤等。

★新生儿期高危因素：早产、低出生体重儿，缺氧缺血性脑病，颅内出血，病理性黄疸（黄疸过深、时间过久），严重感染性疾病，寒冷损伤等。

★婴幼儿期高危因素：颅内感染、颅外伤，颅内出血、中毒，以及缺乏刺激、生活环境不良等。

高危儿的潜在危险

高危儿有脑功能障碍和脑损伤的潜在危险。在一定条件下，各种高危因素通过多种渠道如脑发育不全、缺乏刺激、脑缺氧缺血或产伤、中毒等引起脑结构异常和脑功能障碍，最终导致中枢性发育障碍或脑损伤。婴儿期脑损伤或发育障碍可导致脑性瘫痪、智力低下、癫痫和感知觉障碍等病症，从而导致残疾的发生。

高危儿家庭监测方法

　　高危儿家庭监测是提供给家长在家庭中进行的监测方法，共有10项内容，在护理过程中，凡是发现有其中表现之一者，应认为有发育障碍可能，及时到有条件的医疗保健单位就诊，做进一步检查。具体内容如下：

①婴儿手脚经常"打挺""很有力"地屈曲或伸直，活动时感到有阻力；

②满月后，头老往后仰、不能竖头；

③3个月不能抬头；

④4个月手仍紧握拳不松开，拇指紧紧地贴住手掌；

⑤5个月俯卧位时手臂不能支撑身体；

⑥6个月扶立时尖足，足跟不能落地；

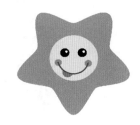

⑦7个月不能发ba、ma音；

⑧8个月不会坐；

⑨头和手频繁抖动；

⑩不能好好地看面前的玩具或对声音反应差。

高危儿的一般性保健

　　根据高危儿的特殊需要，在一般婴幼儿保健的基础上重点做好下列保健措施：

◎ 营养指导

　　指导母乳喂养和喂养指导，定期营养评价；指导维生素和矿物质的补充，包括维生素A、维生素D、维生素E、维生素K_1、维生素B_1、维生素B_6、维生素C和钙、碘、铁的补充。

◎ 指导家庭进行视、听感觉和皮肤触觉训练

①视觉训练：利用红、黄、绿的彩色玩具在距婴儿脸前20厘米处移动，训练婴儿注视、追视和转头。

②听觉训练：利用发响的玩具在婴儿左右侧有节奏地轻轻摇动，引起婴儿的听反应，听声转头或寻找声源。

③触觉训练：进行婴儿抚触和婴儿被动操训练，每日2次。培训家长掌握婴儿抚触和婴儿被动操的方法。

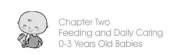

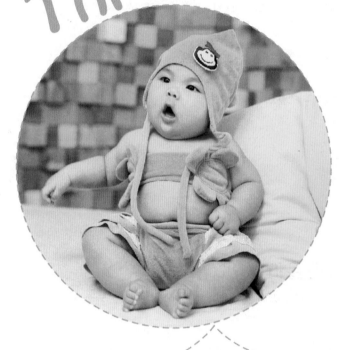

Chapter Three

宝宝从出生那一刻开始，身体与各种能力就开始飞速地生长、发育。了解婴幼儿的生长发育规律，掌握基本的婴幼儿保健方法与疾病护理技术，是每个育儿师必须具备的专业素质。

第三章

0~3岁
婴幼儿身体发育
与疾病护理

0-3 Years Old Babies Physical Development

and Diseases Nursing

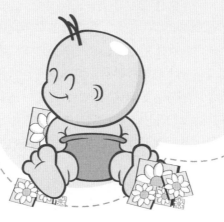

一、婴幼儿生长监测

婴幼儿生长监测就是对个体婴幼儿的体重、身高、头围等进行定期连续地测量，并将测量值记录在生长发育图上，观察、分析其曲线在生长发育图中的走向，以早期发现生长偏离的现象，从而采取相应的措施早期干预，促使婴幼儿健康地生长。

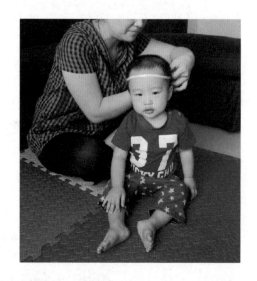

●生长监测图

生长监测图是绘有身高和体重两个发育曲线的卡片，有的直接印在婴幼儿保健册上，有的是单页卡片，供家长在家庭中使用。

★生长监测图分为男童和女童两种。

★婴幼儿生长监测图的底边线是0～3岁的年龄标志线，一小格代表一个月，一大格是一岁。

★竖线是体重线，一小格代表0.5千克。

★给婴儿称体重时，在底部找月龄，在旁边的竖条找体重，然后在两者交叉处划一小圆点。当婴儿称过几次体重之后，将几个黑点连成线，这就是婴儿的生长曲线。

★监测图上中间两条曲线是正常婴幼儿的体重发育曲线，代表婴幼儿体重发展的方向，上面一条是各月龄婴幼儿体重的上限，下面一条是各月龄婴幼儿体重的下限，两条线之间是各月龄婴幼儿体重的正常范围。如果体重在上限之上，有超重肥胖的倾向；体重在下限之下，有消瘦的倾向。一张生长监测图从出生开始可以连续使用到3岁。

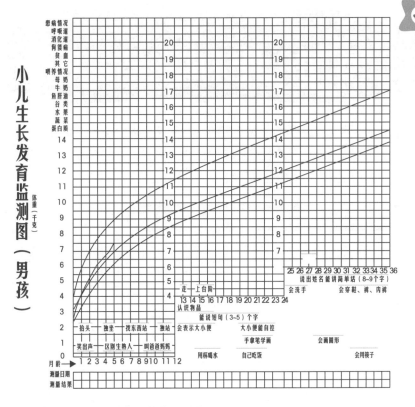

●婴幼儿生长监测的细节

★定期称量婴儿的体重。6个月以下的婴儿每个月称1次，7～12个月的婴儿每2个月称1次，1～3岁幼儿每3个月称体重1次。体重的测量可以到妇幼保健院或医院儿科做健康检查时测量，小婴儿也可以在家中用布袋和弹簧秤、杆秤称量。

★标记体重：把婴幼儿的体重值准确地标记在监测图上。

★观察婴幼儿体重的发育动态，把婴幼儿每次的体重值连接起来，就成了婴幼儿的体重曲线。观察、分析体重曲线的情况：

①婴幼儿的体重曲线在监测图两条曲线之间，其方向与图中曲线的方向一致，那么婴幼儿体重发育是正常的，一般也表示婴幼儿是健康的。

②婴幼儿的体重曲线变平坦或下降，表示婴幼儿消瘦了，营养状况不好，应该及早寻找原因或请医生检查，帮助婴幼儿尽早恢复健康。

③如果婴幼儿的体重曲线直向上冲，表示体重超重了，有营养过剩、肥胖的可能，应该寻找原因或请儿科医生检查纠正。

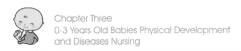

Chapter Three
0-3 Years Old Babies Physical Development
and Diseases Nursing

Section Two　Law of Babies' Growth
二、婴幼儿身体成长与发展规律

　　婴幼儿的身体发育并非是一成不变的，往往是呈现阶段性的发育，生长速度从上到下，由近到远，而且全身各个器官发育并不均衡，有的器官发育较快，而有的就比较慢，这就是婴幼儿身体发育的特点。

●0~3岁婴幼儿身体发育指标

婴幼儿年龄	体重（千克）	身高（厘米）	头围（厘米）	出牙（颗）
出生	2.5 ~ 4.1	46.0 ~ 55.1	32.5 ~ 37.5	/
1月	4.0 ~ 5.6	55.0 ~ 60.4	38.5 ~ 39.3	/
2月	4.3 ~ 6.0	56.5 ~ 61.5	39.1 ~ 40.5	/
3月	5.0 ~ 6.9	57.1 ~ 63.7	39.9 ~ 41.2	/
4月	5.7 ~ 7.6	59.4 ~ 66.4	40.6 ~ 42.0	0 ~ 1
5月	6.3 ~ 8.2	61.7 ~ 68.1	42.0 ~ 43.9	0 ~ 1
6月	6.9 ~ 8.8	63.5 ~ 70.5	43.3 ~ 44.9	0 ~ 2
7月	7.52 ~ 9.54	65.0 ~ 71.4	43.2 ~ 44.5	2 ~ 4
8月	7.8 ~ 9.8	66.5 ~ 72.3	43.8 ~ 44.7	4 ~ 6
9月	8.3 ~ 10.1	67.2 ~ 72.8	44.0 ~ 44.9	4 ~ 6
10月	8.5 ~ 10.6	68.5 ~ 74.5	44.3 ~ 45.2	6 ~ 8
11月	8.7 ~ 10.9	71.0 ~ 75.7	44.8 ~ 45.7	8 ~ 10
12月	9.1 ~ 11.3	73.4 ~ 78.8	45.4 ~ 46.5	8 ~ 12
15月	9.8 ~ 12.0	76.6 ~ 82.3	45.8 ~ 47.1	10 ~ 14
18月	10.3 ~ 12.7	79.6 ~ 85.4	46.2 ~ 47.3	12 ~ 16
21月	10.8 ~ 13.3	81.9 ~ 88.4	47.2 ~ 48.1	14 ~ 18
24月	11.2 ~ 14.0	84.3 ~ 91.0	47.7 ~ 48.8	18 ~ 20
30月	12.1 ~ 15.3	88.9 ~ 95.8	48.0 ~ 49.0	乳牙萌发齐
36月	13.0 ~ 16.4	91.1 ~ 102.3	48.1 ~ 49.1	乳牙萌发齐

●婴幼儿不同时期的身高规律

★绝大多数婴幼儿出生时，平均身长为50厘米左右，这与遗传没多大关系。

★婴儿第1年身长增长得最快，1~6个月时每月平均增长2.5厘米；7~12个月每月平均增长1.5厘米；周岁时比出生时增长约25厘米，大约是出生时的1.5倍。

★婴幼儿在出生后第二年，身长增长速度开始变慢，全年仅增长10~12厘米。

★从2岁一直到青春发育期之前，幼儿的身长平均每年增加6~7厘米。

★年龄越小，头和上半身的比例越大，随着年龄增长下半身的增长速度快于上半身。

★2~7岁幼儿身高计算公式：身高=年龄×5+75厘米。

●婴幼儿不同时期的体重规律

★正常足月的婴幼儿出生时体重为2.0~4.0千克。

★最初3个月，婴儿每周体重增长180~200克；4~6个月时每周增长150~180克；6~9个月时每周增长90~120克；9~12个月时每周增长60~90克。

★按体重增长倍数来算，婴幼儿在6个月时体重是出生时的2倍；1岁时大约是3倍；2岁时大约是4倍；3岁时大约是4.6倍。

★在出生第二年，幼儿体重平均增长2.5~3.0千克。

★幼儿2岁以后平均每年增长2.0千克左右，此规律一直延续到青春发育期。

不同阶段婴幼儿体重计算公式

★6个月以内体重=出生体重＋月龄×600克

★7~12个月体重=出生体重＋月龄×500克

★2~7岁体重=年龄×2+8000克

三、计划免疫

●0~3岁婴幼儿计划内疫苗接种时间表

月龄	接种疫苗	次 数	备 注
出生后 24小时内	乙肝疫苗	第一针	预防乙肝与结核病
	卡介苗	初种	
满1月	乙肝疫苗	第二针	早产儿体重达2.5千克后，方开始接种
满2月	脊髓灰质炎糖丸（婴幼儿麻痹）	第一次初免	可能有轻微发热或恶心
满3月	脊髓灰质炎糖丸	第二次初免	可能有轻微发热
	百白破疫苗	初免第一针	
满4月	脊髓灰质炎糖丸	第三次初免	可能有轻度或中度发热
	百白破疫苗	初免第二针	
满5月	百白破疫苗	初免第三针	可能有中度发热
满6月	乙肝疫苗	第三针	局部可能有疼痛
	A群流脑疫苗	第一针	
满8月	麻疹疫苗 乙脑疫苗	初免第一针 非活第一、二次	可能有发热
满9月	A群流脑疫苗	第二针	可能有发热
满12月	乙脑疫苗	初免两针	可能有发热
1.5~2岁	百白破疫苗	加强针	两针之间至少间隔6个月
	麻风腮疫苗	第一针	
	甲肝灭活疫苗	两针	
满2岁	乙脑减毒活疫苗	第二针	
满3岁	A+C流脑疫苗	第一针	和第二针至少间隔12个月

> **注意**
>
> 　计划内疫苗（一类疫苗）是国家规定的，纳入计划免疫的免费疫苗，是婴儿从出生开始必须进行接种的。计划免疫包括两个程序：
>
> 　一是全程足量的基础免疫。即在1周岁内完成的初次接种。
>
> 　二是以后的加强免疫。即根据疫苗的免疫持久性及人群的免疫水平和疾病流行情况，适时地进行复种。

●接种注意事项

◐ 接种前后的贴心准备与呵护

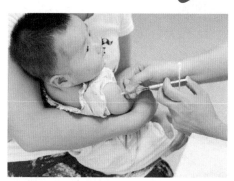

★打疫苗前给婴儿洗澡，换干净衣服。

★向医生说明婴儿的健康状况，如有无发烧、有无风疹以及慢性疾病，以便医生判断有无接种的禁忌症。

★接种糖丸（脊髓灰质炎减毒活疫苗糖丸）前后半小时内不能吃奶、喝热水。

★接种后在医院观察15～30分钟。

★注射疫苗当天不要洗澡，不要进行剧烈运动，注射部位保持皮肤清洁，不要让婴儿抓到。

★不要让婴儿吃有刺激性的东西，如大蒜。多喝开水、吃水果蔬菜。

★接种部位反应较严重可用毛巾热敷（卡介苗出现红肿不用热敷）。

◐ 不宜接种疫苗的情况

★患有急性疾病时，如发烧、腹泻、呕吐。

★患有皮炎、牛皮癣、严重湿疹以及化脓性皮肤病时，不宜进行预防注射，需等病情稳定好转后再补种。

★婴儿有慢性疾病病史，如先天性心脏病、肝炎、结核、慢性肾病等时，应在医生的指导下决定是否预防注射。

★患肾炎的婴儿服用激素期间或病愈停药后3年之内均不宜注射疫苗。

★有抽搐病史、脑神经发育异常等神经系统疾病的婴儿不宜接种。

★过敏体质、患有哮喘、荨麻疹或接种疫苗有过敏史的婴儿，不宜接种。

★传染病流行期间，接触了病人的婴幼儿，不宜马上接种疫苗，必须观察病情后，在医生的指导下接种。

★正在患急性传染病或痊愈后不足2周，处于恢复期的婴幼儿应缓期接种防疫针。

★神经系统疾病，如癔病、癫痫、大脑发育不全等及血脑屏障作用差，也不宜接种疫苗。

★重度营养不良、严重佝偻病、先天性免疫缺陷的婴幼儿不宜接种。

★有免疫缺陷病的婴幼儿不宜接种。比如先天性缺丙种球蛋白血症。

★不明原因的苦恼、沮丧、精神欠佳，正在查找病因时。

★有严重变态反应（过敏反应）及惊厥历史者不宜接种百日咳菌苗。

★不宜接种疫苗的婴幼儿有时会遇到意外必须接种，如被狂犬咬伤者必须接种狂犬疫苗，这时，一定要在医生指导和密切观察下方可接种。

●错过疫苗接种怎么办

　　每种疫苗都有各自的接种程序，所以接种时间也是安排好的，但遇到婴儿生病就要特殊对待。一般在病好后2周内带着婴儿去补打疫苗就可以了，稍微推迟几天接种对婴儿没有不良影响。

接种后的不良反应与应对措施

　　如何应对疫苗接种后的不良反应？绝大多数婴幼儿在接种疫苗后出现的不良反应为常见的轻微反应，是由疫苗特有性质引起的反应，不会造成生理或功能障碍。这种反应可分为局部反应和全身反应两种。

★局部反应可表现为红肿、疼痛和硬结，一般不需特殊处理，大多数婴幼儿经适当休息即可恢复正常。较重的局部反应可用干净的毛巾热敷，每日数次，每次10～15分钟，能帮助消肿和减轻疼痛。个别严重的红肿、疼痛反应可酌给小剂量镇痛退热药。

卡介苗比较特殊，在接种很长一段时间后（有可能2个月后），注射局部会出现寒性脓肿。即注射局部有个脓包，脓包周围没有红、肿、热、痛。父母要注意，不要将脓包弄破了。应加强对宝宝的护理，勤换衣衫，防止注射部位破溃化脓。如局部破溃可涂甲紫，严重时也可外用消炎药，预防感染。

★ 全身反应包括发热及其他反应，如烦躁不安、身体不适、精神不佳和食欲减退等。单纯发热而体温不高，只要加强观察，一般不需任何处理。必要时应适当休息，多喝开水，注意保暖，防止继发其他疾病。高热、头痛可给解热镇痛药。出现其他全身反应时，应加强观察，防止继发感染。

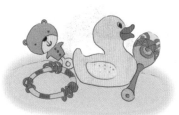

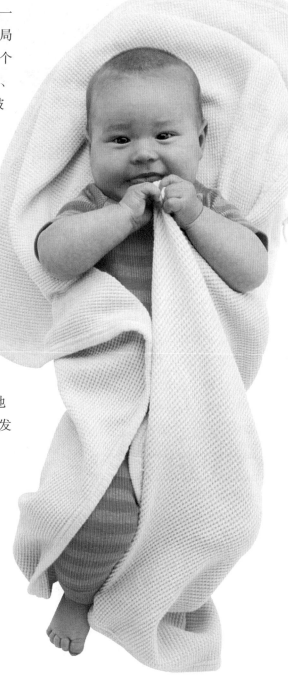

四、健康与体检

●婴幼儿体检安排

定期健康检查的时间

★6个月以下婴儿每1个月检查1次，健康检查可以结合预防接种同时进行。

★7～12个月婴儿每2个月检查1次。

★1～3岁幼儿每3个月检查1次。乡村和欠发达地区可以按照4：2：1体检方法进行，即1岁内每3个月检查1次，1年检查4次；1～3岁每半年检查1次，1年检查2次；3岁以上每年检查1次。

婴幼儿正常体检项目

每次体检，医生主要会检查以下几方面：

★观察婴幼儿的一般情况，如营养、发育、精神等；了解婴幼儿的吃奶情况，有无呛奶、吐奶；大小便情况，及预防接种情况。

★体格检查，包括婴幼儿的身高、体重、头围、囟门的测量与评估。

★每6个月进行一次智力筛查和血液常规检查。

●体检注意事项

★在健康检查时可以向医生咨询和商谈有关婴幼儿养育中的问题，取得医生的指导。可以把平时在养育宝宝中的疑问先写在一张小纸条上，以免临时忘却。

★每次检查结果都要记录在婴幼儿保健手册上。妥善保管好健康手册，这是婴幼儿宝贵的健康档案资料，每次健康检查时要把健康手册带上，以便让医生检查时参考，全面了解婴幼儿的健康状况。

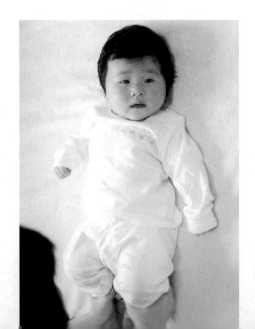

五、体格锻炼与保健

●三浴保健

　　三浴即水浴、日光浴和空气浴。婴幼儿身体各脏器功能尚未发育完善，对外界环境的适应能力较弱，因此，有必要从小让婴幼儿与大自然多接触，从自然中吸取各种营养，如阳光的照射、空气温度的变化及水的刺激等，以提高婴儿身体各系统机能，改善对外界环境的适应能力，促进身心健康发展。

🍼 水浴

　　水浴是通过水温和水压的机械作用刺激婴幼儿皮肤，以促进婴幼儿血液循化和新陈代谢，增强体温的调节机能。

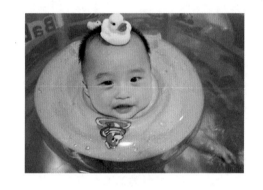

水浴的原则

★ 从温水逐渐到冷水。1个月内的婴儿进行温水浴；1个月以后可以逐渐向低温过度，注意水温越低，与身体接触的时间越短。

★ 水浴时的温度要求：寒冷季节室温26~28℃，水温35~40℃；炎热季节室温20~22℃，水温35℃左右；游泳时的水温应保持在26℃左右。

水浴的方法

　　水浴的方式有多种，盆浴、淋浴、擦拭、游泳都可以，但对于婴幼儿来说，盆浴比较合适，具体方法如下：
①在浴盆中装满适宜的温水，水的深度以宝宝躺下后锁骨以下部位能够全部浸入水中为宜。

②让宝宝在水中浸泡5分钟左右，再以低1~2℃的水冲洗全身。

③水浴完毕，立即用大浴巾将宝宝裹住，擦干全身的水分。

④盆浴每天1次，等宝宝逐渐长大，耐受性增强了之后可逐渐降低水的温度。需要注意的是，宝宝生病时应按医生的要求暂停或适当减少水浴的次数。

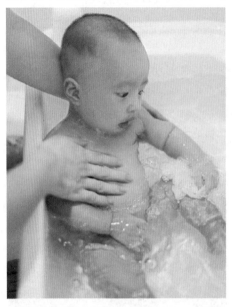
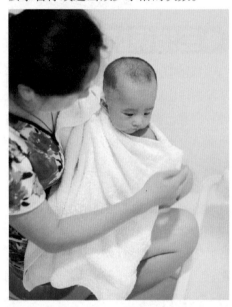

　　除此之外，在炎热的夏季，可以直接用自来水给婴幼儿洗脸、洗手、洗脚，每次冲洗数秒到数分钟；当宝宝适应了冷水洗脸、冲脚后，可带其前往标准的游泳池中游泳（一般水温为23℃左右），开始时每次5~10分钟，以后可适当延长。

💮日光浴

　　阳光是婴幼儿最好的维生素D"活化剂"，多带宝宝外出接受阳光的照射，可以促进宝宝钙吸收，强健骨骼，预防和治疗佝偻病。

适宜的时机

①夏、秋季：上午09：00~10：00；下午16：00~17：00。

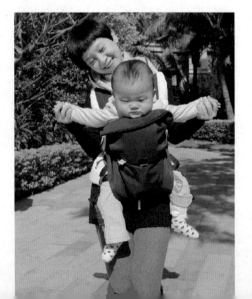

★夏秋季不应直晒，在通风阴凉的树底下即可，通过树荫折射及散射的紫外线虽只有直射的40%，但能够完全满足婴幼儿的需求。

★可给婴幼儿戴一顶遮阳帽保护其视网膜。日光浴后别忘了给宝宝补充适量白开水。

②冬、春季：上午10：00~11：00；下午13：00~14：00。

★选择向阳背风处晒太阳，避免对流风。外出穿着要适宜，以免感冒。

★冬春两季紫外线不强，尽量多裸露婴儿的皮肤，如手、脚、头部等，接受日光的直射。

★不要隔着玻璃晒太阳，因为玻璃会阻挡大部分有利的射线，起不到日光浴的作用。

适宜的环境

带婴幼儿晒太阳需选择清洁、平坦、干燥、绿化较好、空气流通的地方，最好是去有草坪及灌木植被的小区或公园内。不要在车水马龙的公路边晒太阳，因为路边汽车尾气及灰尘多，空气污浊，不利于婴幼儿身心健康。

空气浴

空气浴即让婴幼儿呼吸新鲜的空气。新鲜空气中含有大量的氧气，能满足婴幼儿大脑发育的需要；此外，婴幼儿的皮肤、呼吸道黏膜适当地受到冷空气的刺激，有利于大脑皮层形成条件反射以改善体温调节能力，增强婴幼儿抗寒及抗病能力。

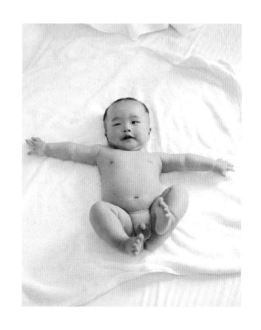

适宜的时机

夏、秋季：上午09：00以前；下午16：00以后。

冬、春季：上午10：00以后；下午15：00以前。

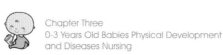

空气浴的方法

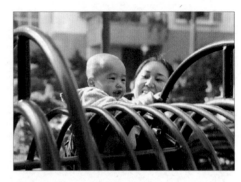

★进行空气浴时，尽量敞开婴幼儿的衣物，取走尿布，让其身体尽可能多地暴露在空气中。新生儿一般每天做1~2次，每次3~5分钟。较大的婴幼儿可以适当延长空气浴的时间。

★空气浴从新生儿期开始，循序渐进。未满月的新生儿可以在打开窗户、空气流通的室内进行空气浴。注意室内通风换气，特别是寒冷季节，每天应开窗通风至少30分钟以上以减少室内细菌含量。满月后的婴儿可在窗口或户外进行空气浴。

★寒冷的季节中，婴幼儿在室内进行空气浴时应穿宽松、透气的衣服，使皮肤能广泛地接触空气。给宝宝更换尿片时，不要急于换上干净的尿布，应让其的臀部在空气中裸露一会儿，以便于皮肤适应新鲜的空气，这样可以有效降低尿布疹的出现。

★开窗睡眠也是空气浴保健的好方法，可将室温保持在16℃左右，但要注意避免让对流风直接吹到宝宝。

★室外空气浴应从夏季开始，理想的气温在20℃左右，相对湿度为50%~70%。

★室外空气浴每次5~10分钟，随着宝宝年龄及适应能力的增长，可以适当延长到每天1~2个小时。

★空气浴可与日光浴相结合，带领宝宝做些力所能及的小运动，既可增加其户外活动的乐趣，又可锻炼其神经肌肉的协调性。

●抚触按摩

触觉是人类最早出现的感觉。最新研究表明，妈妈充满爱意地给宝宝进行抚触按摩，可刺激其生长激素的分泌，促进脑部发育，同时有效调节其情绪、促进食欲、增强抵抗力，对于改变宝宝身体姿势、促进血液循环、增强新陈代谢、锻炼骨骼肌肉和身体协调性、灵活性以及自控能力等都有很好效果。对亲子关系的增进更是功不可没。因此，妈妈有必要掌握一些最基本的抚触手法，来帮婴幼儿按摩。

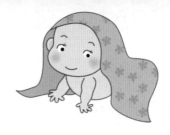

按摩手法全图解

　　脱光宝宝的衣服，往手心里倒点婴儿油。

→先从头部开始，以平抹的手法从额头中间向两边轻抚。用双手拇指沿着眉毛生长的方向由中间向两边按摩。

→接着按摩鼻翼两侧，用大拇指从鼻翼两侧往脸颊外划八字。

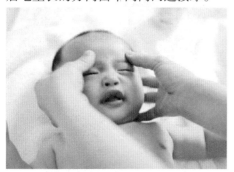

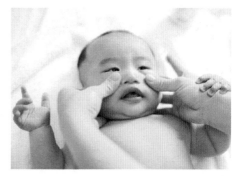

→按摩嘴角。轻提笑肌肉。

→以轻捏的方式从上往下，按摩婴儿手臂。由手掌向指尖方向按摩手指。

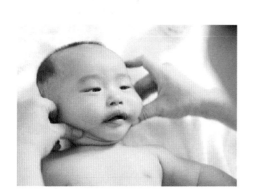

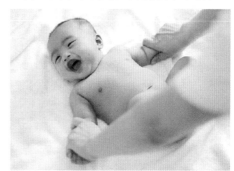

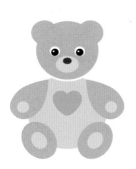

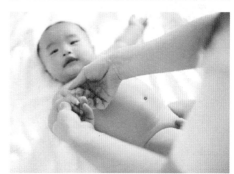

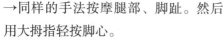

→同样的手法按摩腿部、脚趾。然后用大拇指轻按脚心。

→按摩前胸时，双手交叉由胸口向肩部轻抚。

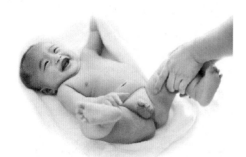

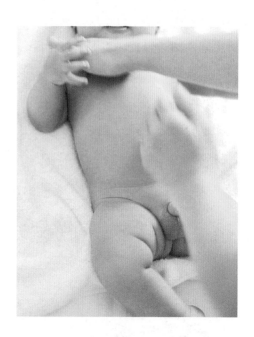

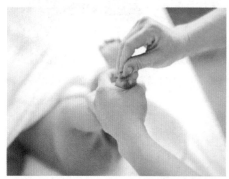

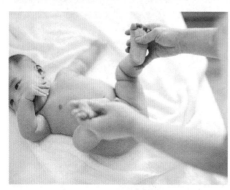

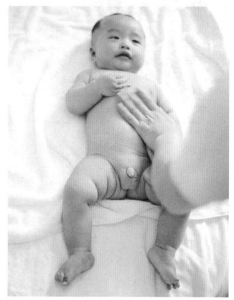

→用整个手掌轻柔地沿顺时针方向按
摩婴儿腹部，此举可促进消化。

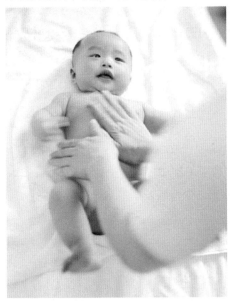

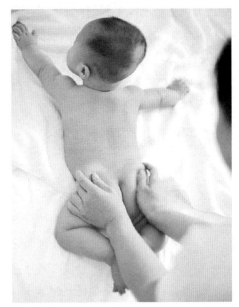

→轻轻翻转婴儿，用大拇指从脊柱中央向
两边抹平按摩婴儿的背部，一直到臀部。

→轻轻翻转婴儿，以手指以轻点的形
式按摩婴儿阴部与肛门附近。

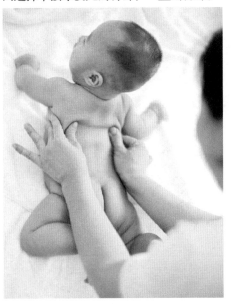

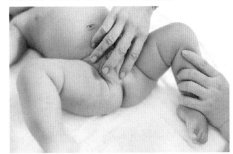

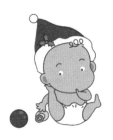

●主被动操锻炼

婴儿主被动操是在妈妈的适当扶持下，加入婴儿的部分主动动作完成的。婴儿主被动操的动作主要有锻炼四肢肌肉关节的上、下肢运动，锻炼腹肌、腰肌以及脊柱的桥形运动、拾物运动，为站立和行走作准备的立起、扶腋步行、双脚跳跃等动作。婴儿每天进行主被动操的训练，可活动全身的肌肉关节，为爬行、站立和行走打下基础。

Tips：抚触·小·细节

◎保持房间温度在25℃左右，每次做抚触的时间不超过30分钟。

◎妈妈和婴儿都应采用舒适的体位，居室里应安静、清洁，可以放一些轻柔的音乐做背景，有助于妈妈和婴儿放松。

◎选择在婴儿不太饱或不太饿的时候进行。

◎为婴儿预备好毛巾、尿布及替换的衣服。

◎在做抚触前应先温暖（搓热）双手，倒一些婴儿润肤油于掌心或将油置于开口容器中，这样很容易能用手蘸油，另一只手无需停止抚触。勿将油直接倒在婴儿皮肤上。

◎双手涂上足够的润肤油，轻轻在婴儿肌肤上滑动，开始时轻轻按摩，然后逐渐增加压力，以使婴儿慢慢适应按摩。

🍼 第一节 预备运动：按摩全身

★预备姿势：婴儿仰卧位，全身自然放松。

★动作：

→分别握住婴儿左、右手碗，从手腕向上挤捏4下至肩。双手共一个八拍。

→分别握住婴儿左、右足踝，从足踝向上挤捏4下至大腿根部。双腿共一个八拍。

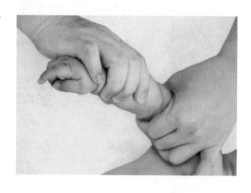

→由胸部至腹部进行按摩，手法呈环形。做一个八拍。

🍼 第二节

伸屈肘关节及两臂上举运动

★预备姿势：两手握住婴儿双手腕部。

★动作：此动作连续做两个八拍。

→握住婴儿双手腕部，帮助婴儿两臂侧平举。

→将婴儿两肘关节弯曲，双手置于胸前。

→协助婴儿两臂上举伸直。

→双臂还原。

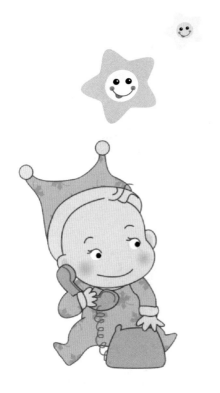

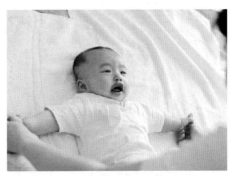

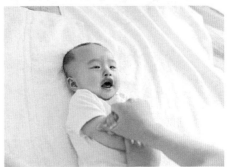

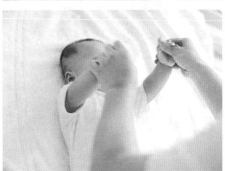

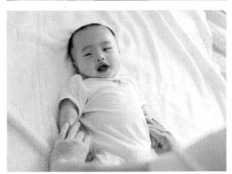

第三节 两臂胸前交叉及肩关节运动

★预备姿势：两手握住婴儿双手腕部。

★动作：此动作连续做两个八拍。

→握住婴儿双手腕部，两臂侧平举。

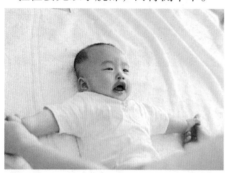

→将婴儿两臂在胸前交叉。

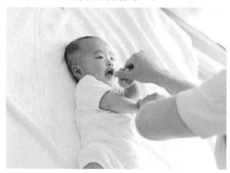

→将婴儿右臂弯曲贴近身体，由内向上、向外，再回到身体右侧，做回旋动作。

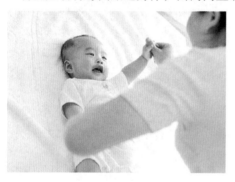

→将左臂弯曲贴近身体，由内向上、向外，再回到身体左侧，做回旋动作。

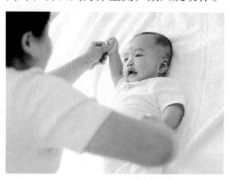

→双臂还原。

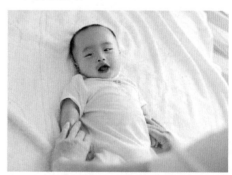

🍼 第四节 踝关节回旋运动

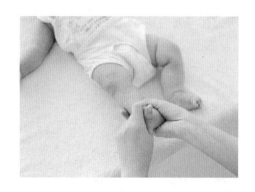

★预备姿势：双手分别握住婴儿脚踝部、足前掌。

★动作：双脚各做一个八拍。

→用右手握住婴儿右脚踝，左手握右足前掌。以右足踝关节为轴，向外旋转4次，半个八拍；然后再以右足踝关节为轴，向内旋转4次，半个八拍。

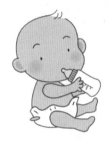

→用左手握住婴儿左脚踝，右手握左足前掌。以左足踝关节为轴，向外旋转4次，半个八拍；再以左足踝关节为轴，向内旋转4次，半个八拍。

→双脚放下，还原。

🍼 第五节 两脚轮流屈伸及回旋运动

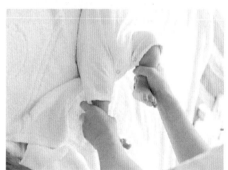

★预备姿势：双手握住婴儿踝关节上部。

★动作：双脚各做一个八拍。

→握住婴儿左脚踝关节上部，屈伸婴儿左腿膝、髋关节。

→将婴儿左膝关节弯曲，左大腿靠近体侧由内向外做回旋动作。

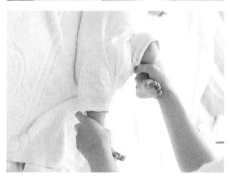

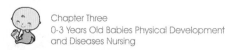

→握住婴儿右脚踝关节上部，伸屈婴儿右腿膝、髋关节。

→将婴儿右膝关节弯曲，右大腿靠近体侧由内向外做回旋动作。

→双脚还原。

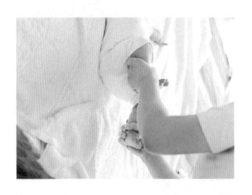 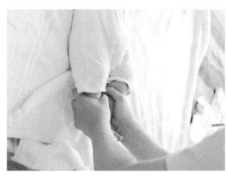

🍼 第六节 腰、脊椎部屈体动作

★ 预备姿势：将婴儿两下肢伸直平放，握住婴儿两膝关节处。

★ 动作：此动作连续做两个八拍。

→将婴儿两腿上提平举，尽量与身体成直角。保持婴儿臀部离地姿势两拍。

→放下还原，准备第二个八拍，动作同第一个八拍。

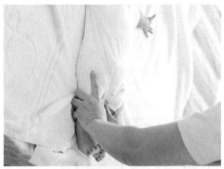

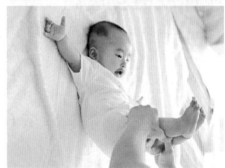

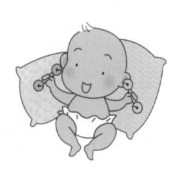

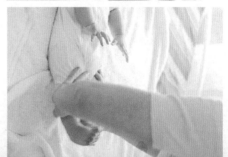

🍼 第七节 抬头运动

★ 预备姿势：婴儿俯卧于床上。

★ 动作：此动作连续做两个八拍。

→大人两手放于婴儿胸下。

→按节拍，两手轻托起婴儿，帮助婴
儿头逐渐抬起。

→保持抬头的姿势两拍，还原。

→第二个八拍，重复此动作。

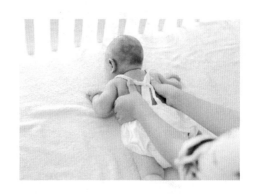

🍼 第八节 翻身运动

★ 预备姿势：婴儿仰卧。

★ 动作：左右侧翻身训练，共两个八拍。

→将婴儿左上臂轻轻翻向右侧。

→协助婴儿左脚越过右脚，翻身。

→还原仰卧位，握婴儿右上臂轻轻翻
向左侧。

→协助婴儿右脚越过左脚，翻身。

→还原。

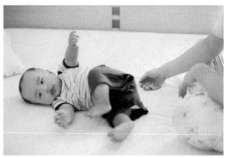

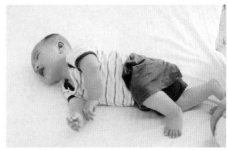

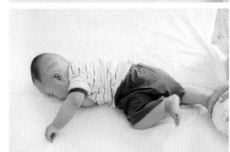

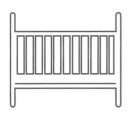

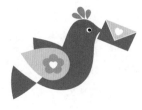

第九节 拉坐运动

★预备姿势：婴儿仰卧位。

★动作：此动作连续做两个八拍。

→两手紧握婴儿双手腕，让婴儿双手紧握大人的拇指。

→把婴儿轻轻拉起，成坐位。

→还原，准备下一个八拍。

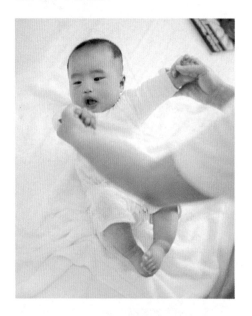

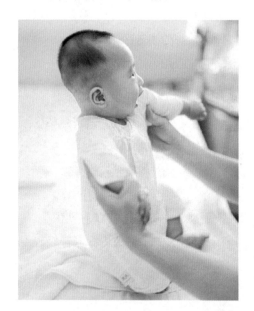

第十节 爬行运动

★预备姿势：婴儿俯卧，两臂向前伸，两腿弯曲，准备爬行。

★动作：此动作连续做两个八拍。

→在婴儿头前方约60厘米处放一婴儿喜欢的玩具。

→诱导婴儿向前爬行拿玩具，大人按节奏用双手轻推婴儿双脚掌，辅助其爬行。

→还原，准备下一个八拍。

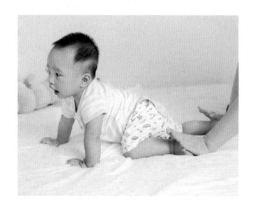

🍼 第十一节
拉站、走的运动

★ 预备姿势：婴儿仰卧位。

★ 动作：此动作共两个八拍。

→帮助婴儿两手握住妈妈拇指，妈妈两手握住婴儿手腕。

→轻轻将婴儿拉成坐位。

→继续使力，把婴儿拉成站立。

→稳住婴儿双手，轻拉引导其向前迈步。

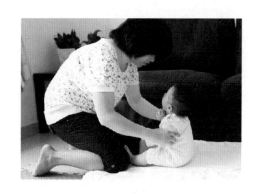

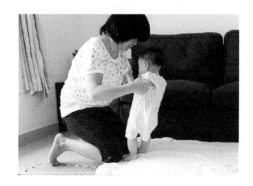

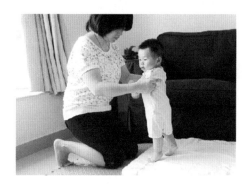

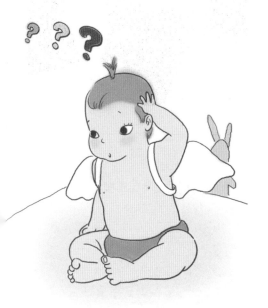

第十二节 拾取运动

★预备姿势：让婴儿背靠妈妈站立，妈妈左手抱婴儿两膝，右手抱婴儿腰腹部。

★动作：此动作共两个八拍。

→在婴儿脚前30厘米左右放一玩具。

→协助婴儿俯身准备拾玩具。

→婴儿俯身拾起玩具。

→起立还原。

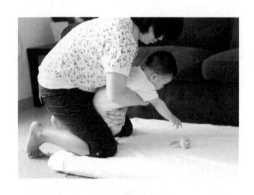

第十三节 跳跃运动

★预备姿势：婴儿背对或面对妈妈而立，妈妈两手扶婴儿两腋下。

★动作：此动作共两个八拍。

→有节奏地唱节拍，将婴儿轻轻举起跳动。

→反复多次，让婴儿体会自己蹬腿的感觉。

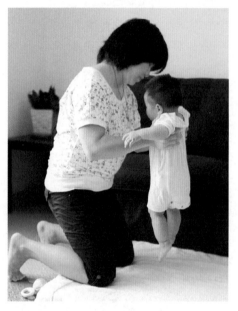

第十四节 蹲、跪运动

★预备姿势：让婴儿背对妈妈，妈妈左手托婴儿臀部，右手抱婴儿腰腹部。

★动作：此动作共两个八拍。

→数节奏，帮助婴儿蹲下或跪下。

→还原，反复多次。

六、婴幼儿常见疾病、意外与护理

●常见病症与护理

发烧

婴幼儿发烧主要是由病毒或细菌感染引起的。

可能引起发烧的疾病

★不仅有发烧症状，且伴随着发抖时，很有可能是传染病。

★如果伴随咳嗽、流鼻涕，可能是由病毒所引起的上呼吸道炎或是咽喉炎。另外流行性感冒引起的发烧可能变成重症，要特别小心。

★突然发高烧，精神、食欲等如常，则可能是婴幼儿急疹。

★除了发高烧外，有呕吐、头痛症状时，可能是髓膜炎、脑炎。如果有这些症状，请立即送医。

★没有咳嗽或流鼻涕症状，却发高烧，可能是尿道感染症。

就诊的标准

★不到3个月的婴儿发烧时，不管发烧几度，或是有没有其他症状，都请立即就医，确认发烧的原因。

★虽然发烧却没有不舒服，食欲与精神都良好，那么并不紧急，父母可先在家给其进行物理降温。

★如果婴幼儿有明显的细菌感染迹象，如耳朵疼、严重咳嗽、嗓子疼，同时伴随发烧的话，应及时去医院就医。

Tips: 发生以下状况时请立即就医

◎脸色不佳。◎呼吸急促、痛苦。◎一直大哭，非常不舒服的样子。

◎伴随发抖的发烧。◎发生痉挛抽筋。

如何退烧

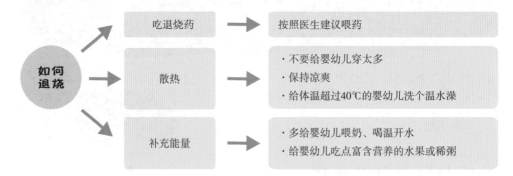

	吃退烧药 →	按照医生建议喂药
如何退烧 →	散热 →	·不要给婴幼儿穿太多 ·保持凉爽 ·给体温超过40℃的婴幼儿洗个温水澡
	补充能量 →	·多给婴幼儿喂奶、喝温开水 ·给婴幼儿吃点富含营养的水果或稀粥

感冒

感冒即病毒引起的上呼吸道传染病。上呼吸道包含鼻子（鼻腔）、耳朵、喉咙和支气管。引起感冒的病毒种类多达800种以上。

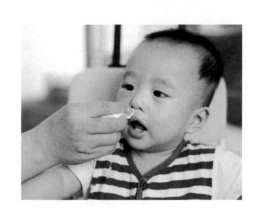

感冒的症状

★打喷嚏、流鼻涕、喉咙痛。

★腹泻、呕吐等消化系统症状也是感冒的症状之一。但是，因为病毒影响消化系统而引起呕吐及腹泻时，并非感冒，而是病毒性肠胃炎。

★可能有头痛、关节痛、肌肉痛等症状。

★流行性感冒病毒容易在冬天传播。突然发高烧，退烧后却又反复高烧，是流行性感冒的主要特征。

就诊的标准

★如果婴幼儿精神状态良好，吃睡都好，没有再发烧或低烧就没关系，不用去医院。多给婴幼儿喝点温开水，及时帮助婴儿清理鼻涕，让其自然痊愈即可。

★婴幼儿出现流脓鼻涕、眼角有黄色的眼屎、发烧、精神欠佳、咳嗽、腹泻、呕吐等症状时，要及时去医院就诊。

感冒的护理

★ 如果觉得异常时先量体温。即使没有发烧，也应该随时注意婴幼儿的身体状况。

★ 如果婴幼儿打寒颤超过30分钟，应该给婴幼儿多加点衣服，让他的身体更暖和。但如果是夏天，婴幼儿不愿意也不用勉强。

★ 让婴幼儿安静地休养，保证睡眠充足。

★ 补充足够的水分，避免婴幼儿出现脱水的症状。

★ 体温上升时给婴幼儿穿薄一点的衣服，汗湿的衣服要马上换掉。

★ 依照指示用药，未满1岁的婴儿必须经过医生诊断后用药。

★ 喂婴幼儿吃点水果或粥，补充营养与体力。

★ 即使退烧，一直到可以维持24小时正常体温前都不能大意。

★ 发烧后，婴幼儿的体力会变差而且容易疲倦，尽量不要出远门，最好在室内活动。

咳嗽

喉咙里有异物，冷空气流入时，刺激呼吸中枢所出现的反射动作就是咳嗽。咳嗽大多数是感冒时，婴幼儿用自身的抵抗力驱逐呼吸道黏液产生的正常反应，也是身体的防卫功能之一。

可能引起咳嗽的疾病

★ 感冒。但感冒通常不会有严重的咳嗽症状。

★ 支气管炎。如果是肺炎，严重的咳嗽会发生在后期。

★ 百日咳。会持续咳嗽，因为吸不到空气而觉得痛苦，有时也会发生青紫症（嘴唇与脸色变青紫色）。如果发生在新生儿身上时，不会咳嗽，而是看起来像停止呼吸的样子。

★ 哮喘。因为气管狭窄，呼吸时有丝丝的响声。不过，支气管炎或细支气管炎呼吸时，也会有哮喘声。

★ 突然严重咳嗽时，有可能是气管里有异物。

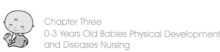

就诊的标准

★宝宝白天咳嗽，但没发烧，精神也好，吃、玩、睡正常，则不需要看医生。

★咳嗽让宝宝晚上无法入睡，有发烧症状时，尽快到医院就医。

★有发烧、发疹、腹泻、呕吐等症状时，请立即就医。

★咳嗽严重，突然声音嘶哑，呼吸困难、胸部有异声、脸色惨白、挣扎时，即使在半夜，也要马上送医。

咳嗽的护理

◎尽量将婴儿上半身抬高

可让婴儿坐在妈妈怀里或是椅子上，将上半身保持较高的姿势，这样可以让婴儿感觉比较舒服。睡觉时，则利用枕头或软垫把婴儿上半身垫高，但要注意婴儿的颈部与背部应该成一直线，以免压迫呼吸道。

◎咳嗽严重时轻轻拍打婴儿的背部

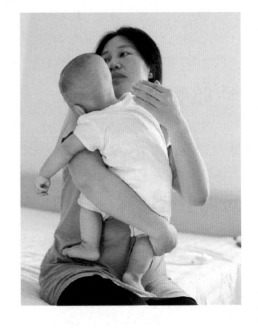

婴儿因为咳嗽显得痛苦时，把婴儿抱直后轻轻抚摸或拍打他的背部，可以让婴儿变得镇静。

◎保持空气流通、呼吸新鲜空气

保持屋内空气新鲜，严禁在室内吸烟。

◎保持适宜的湿度

室内湿度的标准50%～60%。可使用加湿器来保持湿度。

🍼 腹泻

婴幼儿腹泻最常见的原因主要有胃肠道感染、感冒、食物不耐症和抗生素治疗。

婴儿腹泻时、大便频繁，呈水样、绿色、有黏液、恶臭，甚至呈喷射状，偶尔还有血丝。因为频繁地排便，肛门周围通常会有粗糙的红色疹子。

除此之外，婴儿腹泻还经常伴有感冒、乏力、全身不适、无精打采的症状。

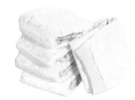

就诊的标准

家长要注意观察婴儿的病情，一旦出现下列情况，要及时就医：

★腹泻次数多却不肯喝水或难以喂水。

★口服补液后还频繁呕吐或腹泻。

★婴儿目光呆滞、呼吸急促、发热、眼窝凹陷、皮肤干燥。

★婴儿意识处于半模糊状态，四肢发冷，肤色改变。

★婴儿不能正常进食，出现口干、体重明显下降的情况。

★婴儿大便带血或小便量减少。

腹泻的护理

★腹泻最令人担心的是脱水，因此，婴儿腹泻时一定要多补充水分。

★不要停止母乳喂养。不要喂婴儿喝牛奶和糖水。

★腹泻严重时，可以喂婴儿喝点加盐的蔬菜汁、清汤或加盐苹果汁。

★为了避免婴儿皮肤过敏，要呵护好婴儿的屁股。腹泻时，尽量不要用纸巾擦拭屁股，使用淋浴冲洗方式。洗完后用毛巾轻压吸干水分，或用吹风机吹干，然后抹上护臀膏。

★取消任何刺激性的食物。过了腹泻高峰期可以重新开始补充食物，先从粥及碳水化合物开始。

呕吐

婴儿呕吐有各种原因。在新生儿时期，婴儿经常喝了母乳后、移动身体时吐奶。这时因为母乳从胃逆流的缘故。不过，这不是呕吐，而称为"溢乳"，是由于新生儿的胃尚未发育完全所引起的正常生理现象。

可能引起呕吐的疾病

★婴儿出生3周后，每次喝母乳都会呕吐，体重也没增加时，有可能是肥厚性幽门狭窄症。

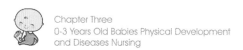

★出生后6个月，因为感染而呕吐的大部分是病毒性急性胃肠炎，也可能是上呼吸道炎、支气管炎或百日咳，这些症状都会随着咳嗽而呕吐。

★除了肺炎外，如果因为严重咳嗽而呕吐时，也可能是肺里有异物。

★没有腹泻只有呕吐时，很可能是肠套叠症、腹股沟疝气等需要手术的疾病。

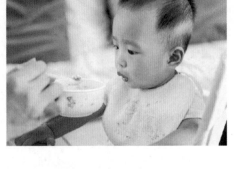

★髓膜炎、脑炎等症状，有时会因为脑压升高而引起呕吐。发生这种状况时，必须立即就医治疗。

就诊的标准

★如果只有一次呕吐，并没有不舒服的样子，且食欲也没有受到影响时，通常不必担心。

★伴随有发烧、腹泻等其他症状时，应尽快就医。

★暂时痊愈，又开始呕吐，且呕吐越来越严重时，应立即就医。

★身体某部分受到强烈撞击后开始呕吐，或引起痉挛，失去意识时应立即就医。

★脸色不佳、身体发软、不停发出声音等，与平常状态不同时，有可能是肠套叠症，应立即就医。

呕吐的护理

★与腹泻的护理相似，呕吐时最主要是防止婴儿因水分和盐分流失引起的脱水，喂婴儿喝补液盐溶液是一个有效的办法。但注意补充的液体剂量要小，次数多。

★如果呕吐严重，停止母乳以外的所有食物，可以服用医生开的止吐药。

★许多婴儿呕吐得到缓解后，还会复发新一轮的呕吐，这可能是因为某一次婴儿吃得太多、太快了。父母要慢慢来，少量多餐地帮助婴儿度过第二轮的呕吐。

便秘

引起婴儿便秘的主要原因是饮食，由疾病引起的很少见，如先天性巨结肠症，发病率很低。

便秘的原因

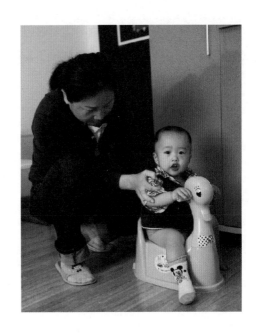

★配方奶喂养的婴儿更容易便秘，如果同时还喂婴儿吃钙片的话，大便会更坚硬，难以排出。

★婴儿吃辅食后出现便秘症状，主要是因为水分不足，或食物引起肠内细菌的状态变化。充分的水分及酸奶，可以改善肠内细菌的平衡。

★有便秘家族史的婴儿更容易出现便秘。

★不规律的生活也会导致婴儿便秘。父母应每天给婴儿在固定时间均衡地摄取食物。尽情地玩，好好地吃饭，可以增加胃肠蠕动，有助于排便。

就诊的标准

★尽管婴儿排便的间隔时间较长，但排便时，大便并不是很硬；婴儿不用十分费劲，没有痛苦的表情；精神状态很好；肛门无损伤的话，就不用担心。无需特殊处理，平时多给婴儿补充些膳食纤维就可以了。

★有的婴儿食量小，因此几天才排一次大便，不要急着确认婴儿是便秘。只要婴儿精神状态良好，体重增长正常，排便时不费劲，大便也不干燥就是正常的。随着婴儿食量增加，大便自然会多起来。

★有便秘的症状，而且持续时间较长的应及时到医院检查，查找引起便秘的原因，以免延误原发病的诊治。

★如果婴儿便秘多日，又出现腹胀、腹痛、呕吐并伴发烧，应及时就医，以防肠梗阻发生。

便秘的护理

要防止婴儿便秘，主要以改善饮食结构、训练排便习惯、加强运动为主。

◎合理安排饮食

每天至少两次添加额外水分，包括适量的果汁、蔬菜汁。还可以做成果泥及菜

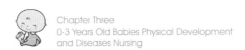

泥；减少过量肉食、人工食物及高蛋白食物，减少零食，尤其是煎炸过的。

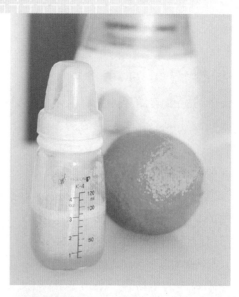

◎ 进行适量的运动

运动是重要的生理刺激之一。适量的运动可以促进肠道蠕动，有助于排便。

◎ 养成良好的排便习惯

婴儿3个月起就可以开始训练定时排便的习惯。良好的习惯可以让婴儿形成排便的条件反射。

◎ 腹部按摩有助于通便

用顺时针的手法给便秘的婴儿进行腹部按摩，能直接顺应肠道走向，促进肠蠕动，帮助大便排出。

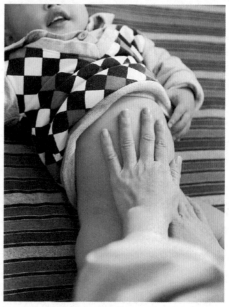

◎ 切勿滥用泻药

不要轻易给婴儿用泻药，因为婴儿消化和神经系统功能不如成人健全，服泻药后有时会导致腹泻。有的父母见婴儿大便干硬不易排出，便用开塞露或肥皂条帮助婴儿排便，这种方法确实有助于缓解便秘，但切勿常用，以免形成依赖。

💭 婴幼儿急疹

从来没有发过热的婴儿，没有任何症状突然发热，就有可能是出疹性发热，即婴幼儿急疹。这是婴幼儿期的一种特殊疾病，由病毒感染引起。

出疹性发热特点

★突然发热，没有什么伴随症状。

★初期皮肤见不到皮疹，热退疹出是出疹性发热的特点。

★大都发生在出生6个月以后。

　　婴幼儿急疹是由父母等周围成人体内（一般是唾液）的病毒所感染。对其健康并没什么影响，出过一次后将终身免疫。

婴幼儿急疹的症状

　　婴幼儿首先会持续3~4天发高烧，体温在39~40℃之间。但是感冒症状并不明显，精神、食欲等都还可以，咽喉可能有些红，颈部、枕部的淋巴结可以触到，但无触痛感，没有其他症状和体症。大约4天后，烧退，退烧的同时，腹部的中心周围开始出疹。一开始看起来像汗疹，慢慢地变浓并扩散到全身。几乎没有瘙痒或疼痛症状。出疹后2~3天以后会慢慢地自然消失，也不会留下疤痕。

　　但是，也有的婴幼儿症状不明显，可能只有发烧症状或出疹症状，或是即使感染也没有出现症状。需要注意的是，有时会因为发高烧而引起热性痉挛等并发症（10%~15%）。前囟门膨胀时，要特别小心可能引起脑炎。

婴幼儿急疹的护理

◎不要着急跑医院

　　新手父母没有经验，宝宝一发热就着急，出疹更着急。出疹性发热是自限性疾病，无需治疗，会自然痊愈。

◎静养，等待痊愈

　　病毒引起的突发性出疹并没有特效药，只能静待自然痊愈，发烧期间可以采取物理降温。注意不要脱水，经常补充水分。虽然发烧，但大部分婴儿都没有不舒服的症状，安心静养即可。

◎皮疹出来就预示病好

　　出了皮疹就预示着这场病已经接近尾声，快好了。出皮疹时也不用吃药，2~3天就会慢慢消退。

🐦 手足口病

　　手足口病是一种婴幼儿传染病，又称为发疹性水疱性口腔炎。手足口病多发生于5岁以下幼儿，可引起手、足、口腔等部位的疱疹，少数患儿可引起心肌炎、肺

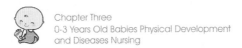

水肿、无菌性脑膜脑炎等并发症。此病在夏天流行，一般的传染途径为粪便或是唾液的飞沫传染。

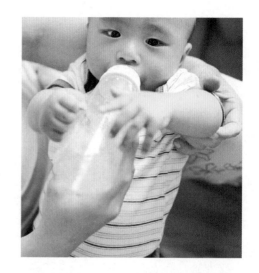

手足口病的症状

大部分婴幼儿患了手足口病时，会发烧至37~38℃，持续一天。不过也有完全没发烧的例子。有些会腹泻、呕吐等。

此病的典型症状便是手、脚、口腔中长出含水的小小红色疹子。也有的婴幼儿手脚没有出疹，而是膝盖或屁股、外阴部的周边出疹。婴幼儿会因为手脚、口腔内的水疱瘙痒及疼痛而食欲降低，但一般情况下不会很严重。

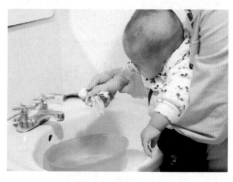

需要注意的是，虽然是比较轻微的疾病，有时也会引起髓膜炎或心肌炎。如果有呕吐、头痛、没精神、精疲力尽症状时，需立即就医。

手足口病的护理

◎ 注意补充水分

没有特效药，大约1周左右会痊愈，所以只能补充足够的水分，静待自然痊愈。

◎ 预防传染

手足口病的传染性很强，尽量不要带宝宝去人群密集场所。避免长时间阳光直射或在炎热的天气下游泳。

◎ 注意卫生

做到"洗净手、喝开水、吃熟食、勤通风、晒衣被"。母乳喂养的妈妈要勤洗澡、勤换衣服，喂奶前要清洗奶头。

🐛 中耳炎

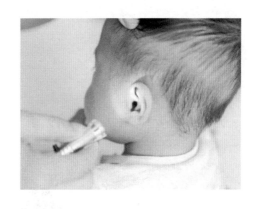

　　婴儿期容易患耳病，尤其易患中耳炎。这是因为婴儿的耳咽鼓管又粗又短，还呈水平位。当婴儿感冒咽部发炎、流泪、流鼻涕或吐奶、呛奶时，这些液体或病菌都有可能经耳咽管进入中耳，导致中耳炎。

中耳炎的症状

　　罹患中耳炎时，会出现发烧、流鼻涕、耳朵疼痛、耳漏等症状。发炎症状严重时，会因严重的耳朵疼痛而造成失眠，也可能出现39℃以上的高烧。

　　但由于婴儿无法像成人一样明白表示耳朵疼痛，一旦经常摸耳朵、摇头，表现出不舒服的表情、不清楚理由的哭泣时，有可能就是中耳炎，爸爸妈妈需尽早带婴儿去耳鼻科检查。如果没有及时发现婴儿耳朵有问题的话，可能会引起耳膜穿孔，从耳穴流出黄色的液体或脓性分泌物。

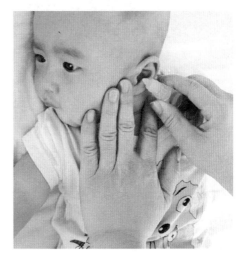

中耳炎的护理

★保持婴儿鼻腔清洁，一流出鼻涕要马上清理干净。

★如果婴儿疼痛厉害时，用湿毛巾在他耳朵周围冰敷，可以缓和疼痛感。

★症状较轻时，可以用消炎药等内服药治疗，如果很明显是细菌感染时，可以用抗菌药治疗。如果没有完全治疗有可能复发，容易变成渗出性中耳炎，所以请遵照医生指示，好好使用抗菌药。

★化脓且疼痛严重时，必须切开鼓膜将其中的化脓物取出。不必担心会影响婴儿的听力，切开后3天~1周鼓膜会自然闭合。

◎ 耳部感染的信号　　　　　　◎ 如何防止耳部感染

★ 鼻子里浓稠的分泌物增多　　★ 母乳喂养

★ 眼角有黄色分泌物　　　　　★ 控制过敏源

★ 脾气暴躁，烦躁不安　　　　★ 减少和生病婴儿的接触

★ 经常夜醒，睡眠模式改变　　★ 让婴儿身体竖直地吃奶

★ 不愿意躺下来　　　　　　　★ 尽早治好感冒

★ 哭闹或尖叫，有感冒症状　　★ 保持鼻腔的清洁

★ 耳朵流脓　　　　　　　　　★ 勤做复检，检查要彻底

★ 感冒迅速恶化　　　　　　　★ 抽出中耳积液

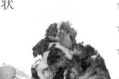

铅中毒

　　中国婴幼儿铅中毒率高达51.6%。铅中毒的危害非常大，它影响婴幼儿生长发育和智力发育；令婴幼儿机体免疫力下降，反复呼吸道感染；导致幼儿注意力不集中，多动、抽动等；严重的还会厌食、贫血、腹痛等。

铅的吸收和排泄

　　铅主要通过婴幼儿的肠道、呼吸道、皮肤三个途径吸收入体内。

★ 呼吸道吸收：为婴幼儿铅中毒的主要途径，因铅尘处于婴幼儿的呼吸带，通过呼吸道进入体内。

★ 消化道吸收：婴幼儿消化道对铅的吸收率为42%～53%，比成人高（为5%～10%），且婴幼儿有较多的手、口动作，喜欢把手放在口里，致手上污染的铅被吞入消化道的机会也较多。婴幼儿胃排空时间比成人快，在胃排空状态下铅吸收率亦较高。

★ 皮肤吸收：婴幼儿经过皮肤吸收较少，主要是用化妆品所致。

　　婴幼儿的铅排泄量比成人低，成人摄入体内的铅约99%随大小便排出体外，而婴幼儿仅有66%排出。

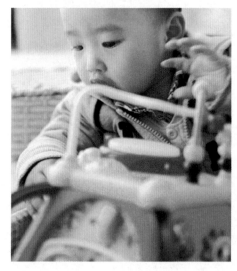

预防措施

★环境干预是防治婴幼儿铅中毒的根本手段，推广使用无铅汽油。

★加强健康教育。开展以家庭为单元的健康宣教，向家长宣传环境中铅的来源、低浓度铅的危害等，从而引起家长的重视。

★定期做室内清扫，用湿布擦拭，以减少铅尘的飞扬。

★少食爆米花、罐装饮料、皮蛋等含铅食品。

★改变婴幼儿吸吮手指的习惯。

★进食前洗手，可以洗掉沾染在手上90%的铅。

★多吃牛奶、新鲜蔬菜、水果，适量补充钙、锌、铁等微量元素。

★避免被动吸烟。

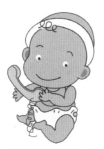

●意外伤害与急救

没有什么方法可以避免婴幼儿在成长过程中不发生任何意外。家长可以做的是尽可能做好一切准备，防患于未然。

触电

触电是一种严重的意外伤害，多数会发生电击性休克和电击伤，严重的会造成残疾，甚至危及生命。预防婴幼儿触电是家庭中一刻也不能松懈的事情。

常见的触电原因

★电源线老化，电线裸露或家庭中乱接电线，随便设置电源插座。

★电器老化或漏电，婴幼儿触摸到而触电。

★电源无保护盖或位置低，婴幼儿玩弄电源插座而触电。

触电的表现

★触电时时间可能非常短暂而被击倒，也可能没有脱离电源。

★发生电击性休克，婴幼儿面色苍白或青紫，没有呼吸，没有心跳或很微弱。

★触电处有电击性灼伤，皮肤发红或发黑。通常真正的伤害比眼睛看到的表面伤害要严重得多。

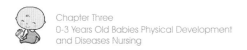

紧急救治

★立即阻断电源，拔下保险盒或电源
插头。

★如一时无法将电源切断，可用不导
电的物品如木扫把、椅子、毯子、塑
胶垫子等物将婴幼儿与电流线分离。
千万不能直接去拉婴幼儿。

★立即观察生命征象，如果没有呼吸
心跳或心跳很微弱，应该立即进行口对口人工呼吸和胸外按压，直至急救医生来到
或婴幼儿呼吸恢复、会哭泣时为止。

★如果婴幼儿有电击伤，先将外衣脱去，冲冷水直至疼痛消失。脸面部可以用冷湿
毛巾湿敷降温。不要把受伤的皮肤或水泡弄破。

★不要在伤口上放冰块、搽牛奶或奶油、油膏、药剂，以免引起伤口感染，也不要
盖毛绒的布或有黏性的纱布。如果手指、脚趾灼伤，应该在每个指（趾）间放置纱
布或布条，以避免皮肤粘连在一起。

★紧急处理后要尽快送医院进一步治疗。

触电的预防

★室内电源插座应该加盖，并安装在婴幼儿不能触摸到的地方。

★家用电器的电源线应该经常检查，发现剥脱或老化的电线应该及时更换。电器漏
电要及时修理或更换。

★室内不能随意乱牵电线，接线板不能随处放置，避免婴幼儿玩弄。

鼻子受伤

　　婴幼儿在成长的过程中难免会遇到摔得鼻青脸肿的时候，甚至把鼻子都撞扁
了，但大部分时候鼻子都会很快恢复原状。

当鼻子肿了时

★在婴幼儿鼻子上放一个冰袋，轻轻地压在鼻子两侧、眼窝以下的凸起肿胀处。冰
袋最少压20分钟。冰敷的时间越久，肿胀的程度就越轻。

★如果鼻梁骨折，比如鼻子已经歪向一边，而且没有复原，应立即就医。

鼻内有异物

调皮的婴幼儿很可能不小心将小豆子或小石子塞进了鼻腔。如果发现婴幼儿一个鼻孔里流出散发着臭味的黄绿色鼻涕（感冒时，流出的浓鼻涕没有异味）时，很可能是因为鼻腔内有异物。要取出异物，可以尝试以下步骤：

★ 能看见异物的时候，固定住婴幼儿，用钝头的镊子帮助取出。

★ 如果异物进入太深，压住没被堵住的另一个鼻孔，鼓励婴幼儿闭着嘴巴打喷嚏，试着将异物排出。

★ 如果异物可溶于水，如糖类，可带婴幼儿洗淋浴，让蒸汽融化糖，或往鼻腔滴入滴鼻剂软化异物，使之变小流出。

★ 如果以上措施皆无用，请立即就医。注意不要让婴幼儿在异物还没取出来之前睡着，以免将异物吸入肺部。

流鼻血

婴幼儿流鼻血很可能是因为挖鼻孔或空气干燥引起的。家长可以这样做：

★ 让婴幼儿的头部稍微朝下，用手指用力捏住鼻梁10分钟。

★ 还是无法止血时，将湿棉花卷成棒状塞住鼻孔，再用手指用力按住鼻梁。安静地持续20分钟。

★ 让婴幼儿张嘴呼吸，以免打喷嚏或咳嗽时鼻子受力。

★ 止血后，鼻孔里的棉花保留几小时，防止再流血。

★ 勤给婴幼儿剪指甲，减少其挖鼻孔的几率；同时增加卧室湿度，预防吸入性过敏。

牙齿、口腔内受伤

牙齿受伤

★ 婴幼儿牙齿折断或拔掉时，不要让断掉的牙齿干掉，用湿毛巾包住，或浸在牛奶里带到牙科就医，这样有可能可以重新接合。

★ 婴幼儿缺牙容易变成蛀牙，应尽快到牙科就医，做好预防蛀牙的处置。

口腔受伤

婴幼儿口腔受到撞击、嘴唇与牙龈有很大的伤口时，应立即用纱布用力压住止血，并马上送医。如果口腔中有沙土及小石子时，家长先用湿的干净棉花擦拭后帮助婴幼儿止血。

眼睛有异物

婴幼儿在眼睛进入异物时会紧紧地闭眼并用手揉搓，大人要及时制止这种行为，以免情况进一步恶化。

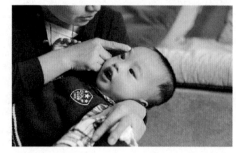

婴幼儿眼睛有异物时最好有两个人同时协助取出。有效的办法是：一人横抱固定住婴幼儿，使其有异物的那只眼睛朝下；另一人用稳定、缓缓流出的温水冲洗其眼睛，同时鼓励其将眼睛睁大。如果异物黏得很紧，持续冲洗至少15分钟。

如果婴幼儿在冲洗的时候不配合，硬要合上眼睛，大人可以用手指轻柔地撑开其眼睛。有些具有腐蚀性的东西会刺激角膜，引起感染，因此在冲洗后要及时咨询医生，看是否需要用药。

头部受伤

婴幼儿头部撞击最让人担心的是大脑是否受伤。大脑受伤分为两种形式：出血和脑震荡。

头部大量出血时

止血是第一要务。大人用干净的纱布压住婴幼儿患部，用手指及手掌的力量用力压住5~10分钟止血，直到已经止血时才能放松点，但不可以放开手查看伤口，应该继续按着马上就医。

头部有肿块时

观察婴幼儿的精神状态与行为，如果意识没有问题，可以先用冰毛巾敷肿块，然后持续观察情况。出现以下情况时，应立即送医。

★失去方向感，很难叫醒。★睡觉时呼吸不正常。★眼睛斜视，瞳孔大小不一。★持续呕吐。★脸色越来越苍白。★耳道内流血或流出液状物。★痉挛。★坐、爬或走路时失去平衡。

🍼 扭伤、骨折

骨折急救

★在肿胀或骨折的部位冰敷至少20分钟。可以用弹性绷带把冰袋绑在受伤关节或可能有骨折的部位（不要太紧）。

★也可使用木头固定。木头的长度最好比上下关节稍长比较适当。

★固定住患处后避免不必要的移动或负重，尽快送医。

扭伤急救

关节红肿、内出血，皮肤变成青黑色的话，有可能是扭伤。

★用枕头垫高受伤部位，至少抬高15厘米。

★先冰敷消肿止内出血，12小时后再热敷散瘀。

★扭伤严重的，不要轻易移动患处，及时就医。

🍼 跌落、跌倒

撞击到腹部与胸部时

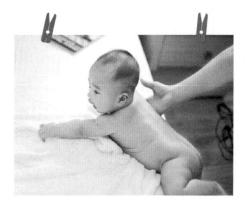

★当婴幼儿没有意识、精疲力尽、呕吐、脸色不佳、呼吸苦难、持续哭泣、触摸时会疼痛、红肿、淤血时，要用冰毛巾或冰袋冰敷撞伤的部位，接着马上就医。没有意识时，马上实行心肺复苏术。

★如果婴幼儿撞击不久后停止哭泣，情绪好，也有食欲的话，就不用担心，先静养观察。

★若过了数日还是红肿、疼痛、情绪不佳、食欲不佳、样子异常，应尽快就医。

撞击到头部或脸部

★没有意识、样子异常、发呆、迷迷糊糊、好几次呕吐、引起痉挛、耳朵与鼻子出血马上送医！没有意识时，马上实行心肺复苏术。

★马上大声哭泣，不久后停止哭泣情绪稳定，也有食欲的话，就不需要太担心。但之后还是有可能意识昏迷，所以当天要静养，也要避免沐浴，持续观察2~3天。

★过了数日后，身体的活动方式异常反应，与平常不同，可能脑内有异常，需立即到脑外科就医。

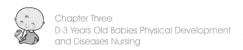

🐾 误食、窒息

误食是婴幼儿最容易发生的意外之一，每年有不少婴幼儿因为误食而引起窒息，最终酿成无法挽回的悲剧。因此，家长一定要行使好监护的职责。

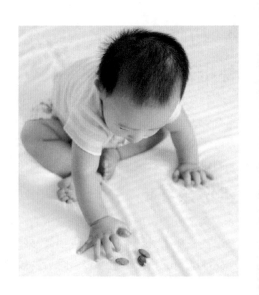

误食的危害

★误食铁钉、针、硬币等可能会危及生命。

★误食香烟可能引起中毒。

★误食意外在出生后5个月开始逐减。

★厨房、客厅、饭厅是最危险的区域。

★豆类、坚果类、果冻等有造成窒息的危险。

急救措施

1岁以内的婴儿误食，或因误食引起窒息时可采取以下处理措施进行急救：

> **确定症状**
> 【误食的征兆】突然开始哭泣、开始呕吐、看起来呼吸困难、脸色不好。
> 【窒息的征兆】突然开始咳嗽、呼吸困难、脸色发青。

催吐

让婴儿横躺，打开嘴巴，用食指沿着脸颊内侧插入，挖出来。如果异物出不来，马上打电话叫救护车，同时重复以下步骤。

让婴儿趴在大人的小臂上，头稍微向下。用大人的手支撑婴儿的下巴，另一只手掌快速、有力地在婴儿肩胛骨之间连续拍打5次。

如果婴儿还没吐出异物，就将婴儿转过来，后背搭在大人的大腿上。用两三根手指在婴儿胸腔处快速而有力地按压5次。

如果婴儿还是没有呼吸，对其进行人工呼吸。如果每一次人工呼吸婴儿的胸部都有起伏，说明呼吸道是畅通的。继续做，直到急救车来。

如有异物，用一根手指绕着异物周围将其扫出来。注意，不要盲目地抠挖，以免异物堵得更深。

如果婴儿还是不能呼吸，用拇指按住婴儿的舌头，其余四指捏住并抬高婴儿的下巴，打开其嘴，查看喉咙后部是否有异物。

防止误食的措施

★ 可以塞入婴幼儿嘴巴大小的物品，要放在高于其至少1米以上的地方。

★ 香烟、烟灰缸应放在婴幼儿摸不到的地方。

★ 抽屉、架子、冰箱要加上安全装置。

★ 婴幼儿可能会将土壤及肥料放入口中，把盆栽植物放在其手摸不到的位置。

★ 在阳台抽烟时，不要把烟头丢在阳台上。可能掉落烟头的地方，如沙发缝隙等处，也要确认。

动物咬伤

婴幼儿会被各种各样的虫子咬伤，如毛毛虫、毒蜂，也可能被猫抓伤或狗咬伤。除疼痛外，还会引起中毒、感染等危害。及时、正确地处理可以减轻疼痛和并发症。

常见原因

★ 毒蜂、毒蚊、毒蛾叮咬伤。

★ 猫抓伤、狗咬伤。

动物咬伤后的症状

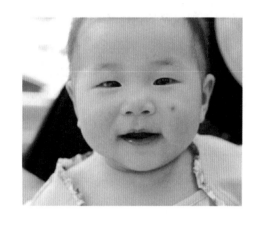

★ 昆虫叮咬伤：局部发红、肿胀、疼痛，症状会持续几小时到数日。有的婴幼儿会对毒蜂咬伤产生强烈的过敏反应，引起呼吸困难、休克等危急症状，称为"过敏性休克"。

★ 被猫抓伤可以引起细菌感染，局部发红、疼痛，受伤部位周围起疹子，淋巴结肿大，全身发热。

★ 被狗咬伤后，局部会引起细菌感染，有发生狂犬病的危险。

急救措施

★ 被蜜蜂蛰伤，要仔细检查是否有毒针残留在皮肤里，如有，要用镊子把毒针取出。

★ 无论是哪种虫子叮咬，都要打开水龙头用水充分冲洗，排出毒液。

★ 用冷毛巾敷在患处，可以减轻疼痛。

★ 被虫子叮咬后应该去医院检查，对症处理，并预防感染。如果出现全身不适等反应，应该立即去医院治疗。

★被狗咬伤后，应该检查狗是否是疯狗，如果不清楚时应该注射狂犬病疫苗预防狂犬病。

★被猫抓伤后，如果出现发热应该去医院检查，并告诉医生被猫抓伤的情况。

预防措施

★家有婴幼儿不要喂养宠物，可以避免咬伤和许多传染病。

★不要让婴幼儿到有饲养动物的地方或人家去，不要让婴幼儿玩弄小动物。

烧、烫伤

烧、烫伤是婴幼儿期最严重的意外伤害之一，据统计，3个婴幼儿中有1人有烧、烫伤经历。烫伤的程度和深度决定了疼痛和皮肤损伤程度。一级烫伤（如晒伤）只会导致皮肤发红，并不是很疼；二级烫伤会有水疱、肿胀和皮肤剥落，而且非常疼；三级烫伤会损坏最深层的皮肤，造成严重的毁容。

常见的烫伤因素

★热锅、烟头、熨斗、饮水机、茶壶等是造成烫伤的主要因素（注意低温烧烫伤）。

★5个月之前，大部分是因为大人不小心把热饮料或热水壶弄翻，烫到婴儿。

★婴儿会爬之后，留意其自己推翻、弄翻物品。

★婴儿的皮肤薄，烫伤容易变成重症。

急救措施

如果婴幼儿被烫伤，采取下列措施：

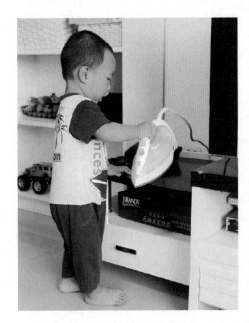

★立即把烫伤的皮肤浸泡在冷水中至少20分钟。如果伤在脸上，用冷水浸泡过的毛巾敷脸，或用冷水冲洗脸颊。不要在伤口处抹酱油、芦荟或粉末，防止感染。

★眼睛及耳朵不容易冲水，可以用毛巾沾冷水冷敷。

★如果婴幼儿的衣服着了火，马上用毛巾、毛毯、外套等扑灭火苗。迅速脱掉烧焦或浸透了热水的衣服，用冷水冲洗皮肤。但如果烧、烫伤严重，不要勉强脱掉衣服，以免把皮肤剥落，可直接在衣服上冲水。大范围时，用莲蓬头冲冷水。

★热水袋或怀炉造成的低温烧、烫伤，即使皮肤只有一点点红，也要马上用冷水冷却。

★如果烧、烫伤的面积只有约1元硬币大小，并且只有红肿没有疼痛感时，可以先冲水冷却，之后在家观察即可。

★如果皮肤烫出水泡时，不要把水泡弄破，应用纱布盖住保护，及时送医。

★单手、单腿全部烧、烫伤或有更大范围的烧、烫伤时，立即用湿毛巾包住身体后送医。对于婴幼儿来说，烧、烫伤超过身体表面积10%就是重症，必须马上送医。

★烧、烫伤后可以涂抹从医院开的处方软膏或含类固醇、抗菌药的软膏。

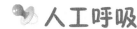 急救常识

人工呼吸

发生窒息后，一旦呼吸停止，必须分秒必争地开始人工呼吸，以保证婴幼儿全身尤其是心、脑重要器官的血液和氧气的供应，这是抢救的关键。

进行人工呼吸关键有两步：

畅通呼吸道

★用手指或吸引法清除宝宝口咽部的分泌物、呕吐物或泥土等异物，检查呼吸，如无呼吸应立即进行口对口人工呼吸。

★保持头后仰位，使气道平直，伸展头颈部，并抬高下颌角，用枕头垫在脖子后面，使头稍后仰，可以防止舌根后坠阻塞气道。应注意婴幼儿气管缺乏坚固的软骨支持，在使头后仰位时不能用力过大，造成气管塌陷而呼吸道不畅通。

口对口人工呼吸

★宝宝平卧，肩部稍垫高，头后仰，以保持气道通畅。

★抢救者位于宝宝一侧，用手将下颌向前方托起，以防止舌根后坠。另一手的拇指、食指捏紧宝宝的鼻孔，其余手指置于宝宝的前额部。术者深吸气后，对准宝宝的口腔吹气，注意吹气要均匀，不可用力过猛，以免肺泡破裂。此时可以见到患儿上胸抬起。然后放开鼻孔，因胸廓和肺的弹性回缩作用，自然地出现呼气动作，排除肺内气体。重复上述步骤，幼儿18～20次/分，婴儿30～40次/分。

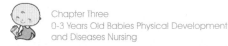

★2个月以内的婴儿，因为口与鼻间距小，术者也可以用嘴完全覆盖患儿的口鼻吹气，不必再用手捏住鼻腔。

★吹气10~15次后，可以停一下，看看宝宝是否恢复了自主呼吸。如果恢复了，就可以停止口对口人工呼吸；如果仍未出现自主呼吸，应该继续进行人工呼吸，直至120急救医生到达，由医生继续进行抢救。

心肺复苏

当宝宝的呼吸、心跳都停止了应该立即进行心肺复苏，在现场进行急救，其主要目的是恢复生命。

每个父母都应该掌握一些最基本的心肺复苏方法，以应变随时而来的意外。下面简单介绍一组心肺复苏流程，可以帮助父母在危急关头争取时间，抢救自己的宝宝。

心肺复苏步骤

◎Step1 清除口腔异物

如果宝宝脸色发青，没有呼吸时，迅速清除其口腔内的异物，准备进行人工呼吸。需要注意的是不要盲目乱挖口腔，如果口腔内有呕吐物或液体，应该将宝宝翻过身，利用重力作用把东西清出来。

◎Step2 调整身体姿势，打通呼吸道

让宝宝平躺，头与心脏同高。用一只手抬起宝宝的下巴，让嘴巴张开，使其舌头离开喉咙后部，另一只手轻按其额头。宝宝的头部要保持稍微向上的姿势，可以在其脖子底下放一条卷好的毛巾。

◎Step3 口对口进行人工呼吸

★【不到1岁的婴儿】用嘴巴同时盖住宝宝的嘴巴和鼻子，将两颊内的空气吹往宝宝口腔，使其胸部能够起伏。注意吹气时力量不能太大，一次将太多空气太快地吹入宝宝嘴里，可能会损害宝宝的肺，影响宝宝呼吸或引起呕吐。正确的做法是：先吹两口短气，观察宝宝胸部有无起伏。如果有，表示宝宝的呼吸道是畅通的，大人的方法正确，可以继续进行人工呼吸；如果胸部没有起伏，可把他的口鼻封得更紧些，如果还是不行，可能是呼吸道有异物堵塞，调整宝宝头部的姿势，排出异物再进行。

★【1岁以上幼儿】用拇指和食指捏住宝宝的鼻子，用嘴紧紧地封住宝宝的口进行人工呼吸。

◎Step4 检查脉搏

轻轻地按住宝宝上臂内侧的肌肉（在肩膀与肘部的中间），感觉其脉搏，如果有脉搏，说明心脏还在跳动。如果感觉不到脉搏，马上继续下一步。

◎Step5 进行胸部按压

把宝宝放在坚硬的地面，解开上衣。将两三根手指放在其胸骨上（位于两乳头中间往下约一指处），往下压，深度为1.5～2.5厘米/次，每分钟至少100次。

每按压5次后做一次口对口的人工呼吸，观察宝宝胸部有无起伏。同时不时检查脉搏，如果有脉搏了，可以停止胸部按压，但仍需继续进行人工呼吸，直到宝宝可以自主呼吸为止。

需要注意的是，一旦发现宝宝呼吸困难，要第一时间打电话叫救护车，在等待救援人员到来之前重复以上步骤。

●基本护理技术

一名合格的育儿师除了必须掌握以上各类基本的急救方法外，同时也需要具备一些基本的专业护理技术。

💭 测量体温

婴幼儿体温正常值

★腋温：36～37℃。　　★肛温：36.5～37.7℃。

量体温前的准备

★保持室内环境整洁、安静、安全。

★准备好体温计、钟或表（有秒针）、笔、记录本。

★安抚宝宝情绪，保持舒适的体位。

★洗手，备齐用物并携至床旁，检查体温计是否完好，水银柱是否在35℃以下。

操作方法

★擦干宝宝腋下汗液，体温计水银端放腋窝处。

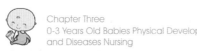

★将体温计紧贴宝宝皮肤，使测体温的手臂屈臂过胸，夹紧，大人用手扶着体温表。不能合作者，家长应协助完成。

★测量10分钟后取出阅读度数。

★将体温计放于75%酒精盒内消毒。

★记录所测体温度数。

★给宝宝整理好衣服，取舒适体位。

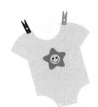

注意事项

★由于体温易受环境、温度、运动、情绪紧张、进食等因素的影响，因此测量体温的同时应注意观察婴幼儿的全身状况、精神状况、食欲等，排除以上生理因素对体温的影响。体温过高（>39℃）或过低（<36℃）时，要及时到医院就诊。

★测量过的体温计可用酒精消毒，然后用冷开水冲洗，擦干后放回体温表套内保存，切忌加温消毒或用热水冲洗。

🍼 脉搏测量

各年龄段平均脉率表

年龄	新生儿（0~28天）	2~12个月	1~2岁	3~4岁
脉搏次数（次/分）	140	140~120	120~110	105~100

测量步骤与方法

★宝宝取卧位或坐位，将其手腕伸展，手臂放舒适位置。

★操作者以食指、中指、无名指的指端按压在宝宝手腕的桡动脉上。

★操作者按压力量适中，以能清楚测得脉搏搏动为宜。

★计数：正常脉搏测30秒，乘以2。

★记录脉搏所测计数。

注意事项

★测脉搏前宝宝有下列活动，剧烈运动、紧张、恐惧、哭闹等，应休息20~30分钟后再测量。

★测量脉搏应在宝宝安静、合作的情况下进行。

★让宝宝的体位舒适，操作者便于测量。

★勿用拇指诊脉，因拇指小动肪的搏动易与病人的脉搏相混淆。

★诊脉的压力太大会阻断脉搏搏动，而压力太小又会感觉不到脉搏的搏动。

★测量时需注意脉律是否整齐规律、脉搏强弱是否均匀等情况。

★异常脉搏应测1分钟；脉搏细弱难以触诊时，可测心尖搏动1分钟。必要时应到医院就诊。

呼吸监测

呼吸监测的目的

★判断呼吸有无异常。

★动态监测呼吸变化，了解婴幼儿呼吸情况。

★能提高对异常呼吸的判断能力，学会自我护理。

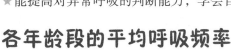

各年龄段的平均呼吸频率

年龄	新生儿（0~28天）	2~12个月	1~2岁
呼吸频率（次/分）	44~40	35~30	30~25

呼吸监测操作步骤与方法

★使宝宝取舒适体位。

★操作者将手放在宝宝的诊脉部位似诊脉状，眼观察宝宝腹部（幼儿以腹式呼吸为主）的起伏。

★观察呼吸频率（一起一伏为一次呼吸）、深度、节律、音响、形态及有无呼吸困难。

★计数：正常呼吸测30秒，乘以2。

★若呼吸浅促不易计数时，可用少许棉花置于宝宝鼻孔前，观察棉花被吹动的次数。

★记录所测呼吸的次数。

注意事项

★检查呼吸次数，最好在宝宝安静或熟睡时进行最佳。若运动和情绪激动可使呼吸暂时加快，会影响测量。而休息或睡眠时，宝宝精神放松、保持自然呼吸状态，可测量到其真实的呼吸次数。

★呼吸较浅的宝宝应测1分钟，以得到准确的测量结果。

★婴幼儿因呼吸中枢调节能力差，易出现节律不整。

★异常表现：呼吸异常增快或减慢、不规则呼吸；如时快时慢，急促呼吸的过程中有叹息样表现或连续吸两次呼一次，均为异常，系病重的征兆，家长必须高度警惕，应及时到医院就诊。

冷敷

冷敷是用低于人体的物质直接和皮肤接触，通过传导与蒸发的物理作用，从而降低体温，减少脑组织耗氧量，避免婴幼儿因高热使大脑皮层过度兴奋，出现烦躁、惊厥等异常状况。

操作步骤与方法

★将敷巾浸入冰水中，然后再将浸在冰水中的敷巾拧干，抖开敷巾，折叠后敷在宝宝额头、腋窝、腹股沟等处。

★每2～3分钟更换一次敷巾，一般冷敷时间为15～20分钟。

★冷敷结束后，撤掉敷巾，整理床单，让宝宝躺卧舒适。

注意事项

★冷敷部位禁用于枕后、耳郭、阴囊处，易冻伤；心前区用冷敷易引起反射性心率减慢等；腹部用冷敷易致腹泻；足心用冷敷反射性末梢血管收缩而影响散热等。

★冷敷处一定要擦润滑油，可保护皮肤免受过冷的刺激。

★体温超过39℃，应到医院就诊。

★室内环境温度不能太高，不利于宝宝体温散热。

★宝宝身上的衣被不能包裹太紧、太多、太厚，应尽量让宝宝躺卧床上，不要将其抱在大人怀里，以免影响散热。

★冷敷15～20分钟后需再给宝宝测体温，当体温降到38℃时撤除冷敷。

★冷敷时应随时观察宝宝局部皮肤有无变白，如有立即停止使用。

★如果与药物降温同时使用时，应注意保持皮肤清洁，擦干汗液，更换衣服，以防婴幼儿受凉。

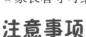 # 输液看守

　　婴幼儿的神经系统尚未发育完善，其感知和认识的能力都很差，因此静脉输液治疗时需有人看守。

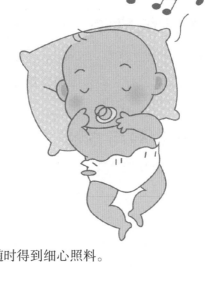

输液看守的目的

★随时发现宝宝在输液过程中的异常情况，及时通知医生。

★防止宝宝无意识抓、扯输液导管，以免针头拔脱或药液外漏致局部皮肤肿胀。

★家长看守可给宝宝以安全感，并使宝宝随时得到细心照料。

注意事项

★首先应了解宝宝的病情与医生的治疗方案（当天静脉用的什么药，有什么治疗作用与副作用）。

★输液滴速是护士严格遵循医嘱调控的，因此不能擅自调动调液开关。

★不能随意碰触穿刺部位及覆盖厚重衣物，以免引起穿刺针刺破血管而引起渗漏，或输液接头处脱落等。

★对不合作的患儿穿刺后，护士会给予其约束，如穿刺在四肢血管时会用夹板固定以减少其活动，看守者应防止宝宝抓、扯、擦、压、碰穿刺部位。

★给宝宝换片、喂奶、擦汗、换衣服等操作时，要注意保持好穿刺部位。

★输液时看护者不要将宝宝抱离病房，因为离开护士的视线范围，一旦出现意外时得不到及时的处理或救治。

★随时保持宝宝穿刺部位皮肤清洁干燥，防止感染，防止胶布脱落而影响穿刺针的固定。

★发现异常情况应及时按床头呼唤器，以便及时得到处理。如溶液不滴，滴管内液面过高或过低，滴管内液面自行下降，溶液已输完，输液泵报警，针头处有回血，穿刺部位出现红、肿、皮肤发白等情况。

★保持输液管道通畅，防止管道扭曲、折叠。保持患儿安静，以免因哭闹压力高而引起输液不畅。

喂药的方法

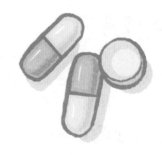

　　婴幼儿体质较弱，生病在所难免，生病就需治疗，而口服药物是婴幼儿最常用的一种治疗手段。

喂药的步骤与方法

◎喂粉剂药

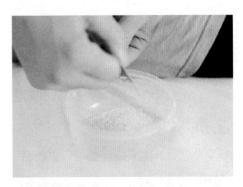

①将药置于小容器内，然后加少量冷水或热糖水，用汤匙搅匀。喂苦药片，应先研碎后用温开水或糖水调成糊状（必要时加适量的糖）。

②将婴幼儿抱在怀里，使其呈半仰卧位，头部稍高些，适当固定其手脚。可用大毛巾隔在婴幼儿的下巴下方以免弄湿衣服。将盛有药物的小匙放进其嘴里，并用小匙稳稳地压住其舌头，趁其上腭往上时慢慢将药喂下。待婴幼儿将药全部吞咽下后，再将小匙退出。亦可用拇指和食指轻轻捏一下婴幼儿的两面颊，待婴幼儿张嘴后，用小匙或药杯紧贴其嘴角将药喂下。

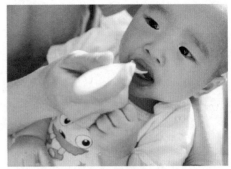

③药投入口内后喂水，把口漱净，以免药物残留。婴幼儿能吃药时也可溶在水里喂服，但水量不宜过多，否则喝不完造成浪费。

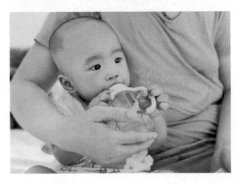

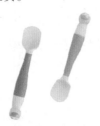

◎喂药水及糖浆

①将药瓶轻轻地上下或来回摇晃，使其均匀，但不能剧烈晃动以防起泡沫。

②将摇匀的药瓶平放在桌上，用量杯或一次性注射器（去掉针头）准确到1次的用量。

③用大毛巾隔在婴幼儿的下巴下方以免弄湿衣服。将婴幼儿抱在怀里，使其呈半仰卧位，头部稍高些，适当固定其手脚。

④一次喂少量的药，少量多次，以免婴幼儿哽塞。喂药的同时应安抚或给予奖励。

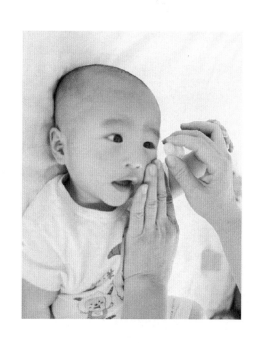

👶 眼、鼻给药方法

眼部给药方法

★眼药水滴用方法：宝宝仰卧，头稍向后仰，操作者一手轻轻撑开其上下眼皮，另一手持滴管在距眼睛1~2厘米处将1~2滴药液滴入，点药后松开撑眼皮的手，并用拇指、食指轻压鼻根处，轻闭双眼2~3分钟。

★眼药膏涂用方法：婴幼儿仰卧或坐位，操作者一手轻轻撑开婴幼儿的上下眼皮，另一手将少许软膏自双眼外侧（颞侧）涂入，帮助小婴儿轻轻开、闭上下眼皮数次，使药膏分布均匀。

鼻部给药方法

　　宝宝仰卧，头向后仰以使鼻孔朝上。操作者一手轻轻固定头部，另一手持滴管在距鼻孔2~3厘米处将1~2滴药液滴入鼻孔，轻轻按压鼻两侧，使药液均匀接触鼻腔黏膜。给药后保持原位2~3分钟，以避免药物进入口腔。

Chapter
FOUR

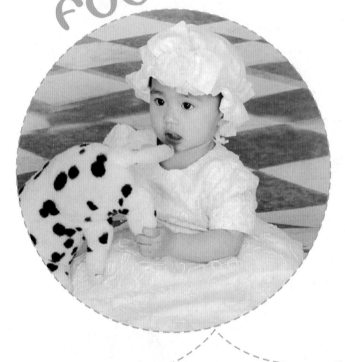

　　宝宝的智力和能力发育主要表现在六个大方面，即大运动、精细动作、感知、认知、语言、社会行为。要想全面提高宝宝的各项能力，进行科学的早期教育与智力开发必不可少！

第四章

0~3岁

婴幼儿早期教育与智力开发

Early Education and IQ Development for

0-3 Years Old Babies

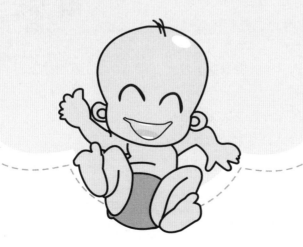

一、早期教育的意义

　　早教，即早期教育，是由成人对0~6岁婴幼儿实施的教育。早教是人生的启蒙教育，具有奠基的意义。婴幼儿时期是孩子大脑发育最快、各种潜能开发最为关键的时期，也是进行教育的好时机。如果这时能够丰富婴幼儿的生活，针对婴幼儿的年龄特点给予正确的教育，就能加速其智力的发展，为婴幼儿今后形成良好的行为习惯和个性品质奠定基础。

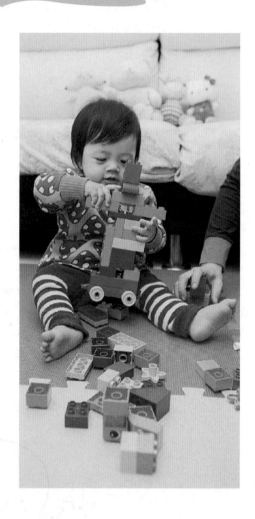

早期教育的内容

★早期教育与保健知识相结合，健康是婴幼儿生长发育的基础。

★根据婴幼儿生长发育的规律，采取科学方法进行早期教育和训练，发掘其生长发育的潜力，促进全面发展。

★全方位进行教育，包括大运动功能、精细运动功能、感知能力、认知能力、语言能力、个人行为能力以及社会适应能力等。

★重视对家长的指导，采取多种方法对家长进行培训，提高家长的养育技巧。

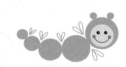

二、0~3岁婴幼儿能力发育规律

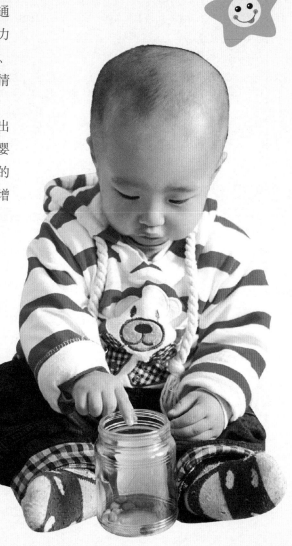

　　婴幼儿出生后便具备许多能力，这些能力有些是生理本能，有些则必须通过训练加以激发及引导。婴幼儿的能力主要包括大动作能力、精细动作能力、感知觉能力、认知能力、语言能力、情感及社会适应性等几大块。

　　不同年龄阶段的婴幼儿所表现出来的能力也各不相同，总体来说，婴幼儿各项能力的发育还是具备一定的成长规律的，它们随婴幼儿年龄的增长而日渐完善。

0~3岁婴幼儿能力发育表

年龄	感知与运动	认知与语言	情感与社会性
新生儿（0~28天）	★有吮吸、拱头和握拳的本能反应 ★会有力地踢脚和四肢活动 ★俯卧时尝试着要抬起头来 ★视力很模糊，仅能看清眼前20~30厘米的东西	★无意识地对一两种味道有不同反应 ★眼睛能注视红球，但持续的时间很短 ★喜欢注视人的脸 ★对妈妈的声音很敏感	★看见人的面部时较安静 ★哭闹时听到母亲的呼唤声能安静 ★有人讲话或抱着时表现安静
2~3个月	★新生儿生理反射消失 ★听力较前灵敏 ★头可随物品或声音转移180° ★俯卧位能变为侧卧位 ★手指已放开，能拉扯衣服 ★能将两手碰在一起 ★视力标准为0.02，能180°追随活动的物体	★开始将声音和形象联系起来，试图找出声音的来源 ★对成人的逗引有反应，会发出单元音 ★对自己的手感兴趣 ★能辨别不同人说话的声音及同一人带有不同情感的语调	★逗引时会动嘴巴、伸舌头、微笑和摆动身体等 ★能忍受喂奶的短时间停顿 ★自发微笑迎人，见人手足舞动表示欢乐，笑出声 ★哭的时间减少，哭声分化
4~6个月	★靠坐稳，独坐时身体稍前倾 ★俯卧抬头90°，能抬胸，双臂支撑会翻身至仰卧，再翻回来 ★扶腋下能站直，并在短时间内自己支撑 ★双手能拿起面前的玩具，并把玩具放入口中 ★可试着将玩具从一只手换到另一只手 ★将拳头放在嘴里，喜欢把东西往嘴里塞 ★会撕纸 ★玩手、脚 ★能固定视物，看约75厘米远的物体，视力标准为0.04	★会用很长的时间来审视物体和图形 ★开始辩认生、熟人 ★会寻找物品，如手中玩具掉了，会用目光寻找 ★开始咿呀作语，能发辅音，如d、n、m、b ★看见熟人、玩具能发出愉悦的声音 ★叫名字有反应，会转头看	★会对着镜子中的像微笑、发音，会伸手试拍自己的镜像 ★逐渐有了自己的情绪 ★看到看护者时伸出两手举起，期望抱他（她） ★能辨别陌生人，见陌生人盯看、躲避、哭等，开始怕羞，会害羞转开脸和身体 ★高兴时大笑 ★当将其独处或别人拿走他的小玩具时会表示反对 ★会用哭声、面部表情姿势动作与人沟通

年龄	感知与运动	认知与语言	情感与社会性
7~9个月	★独坐自如，自己坐起来能躺下去 ★扶双腕能站，站立时腰、髋、膝关节能伸直 ★自己会四肢撑起爬行 ★用拇指、食指对指物 ★能拨弄桌上的小东西（如花生、葡萄干等） ★将物换手 ★有意识地摇东西（如拨浪鼓、小铃铛等），双手拿两物对敲 ★能自己拿着饼干咀嚼吞咽，会吃稀粥 ★视力标准为0.1	★会用眼睛审视某个物体，并不厌其烦地观察其特点和变化 ★注意观察大人行动，模仿大人动作，如挥手 ★会寻找隐藏起来的东西 ★尝试操作探索，试图找出事物间的某种联系 ★能重复发出某些元音和辅音，如"ma~ma，ba~ba"的音 ★试着模仿声音，发音越来越像真正的语言 ★懂得几个词，如拍手、再见等	★懂得成人面部表情，对成人说"不"有反应，受责骂或不高兴时会哭 ★表现出喜爱家庭成员，对熟悉喜欢他（她）的成人伸出手臂要求抱 ★对陌生人表现出各种行为，如怕羞、转过身、垂头、大哭、尖叫等 ★喜欢玩躲猫猫一类的交际游戏，而且会笑得非常激动、投入 ★会注视，伸手去接触、摸另一个婴儿 ★喜欢照镜子 ★会挥手再见、招手欢迎，玩拍手游戏 ★当从他（她）处拿走东西时，会遭到强烈的反抗 ★听到表扬会高兴地重复刚才的动作
10~12个月	★会四肢爬行，且腹部不贴地面 ★自己扶物站起来 ★自己会坐下 ★自己扶物能蹲下取物 ★独立站稳，自己扶物可行走 ★独立走几步即扑向大人怀里 ★手指协调能力更好，如打开包糖的纸 ★视力标准为0.2~0.25	★会用手指指向感兴趣的东西 ★故意把东西扔掉又捡起来 ★从杯子中取物放物（如积木、勺子等），试着把小丸投入瓶中 ★喜欢看图画 ★能用动作回答简单问题、表示同意（如点头）或不同意（如摇头、摇手等） ★有人索要东西知道给 ★能按要求指向自己的耳朵、眼睛和鼻子 ★能说出最基本的语言，如"爸爸…妈妈" ★出现难懂的话，自创一些词语来指称事物	★会模仿手势，面部有表情地发出声音 ★喜欢重复的游戏，例如"再见"、玩拍手游戏、躲猫猫 ★显示出更强的独立性，不喜欢大人搀扶或被抱着 ★更喜欢情感交流活动，还懂得采取不同的方式 ★能玩简单的游戏，惊讶时发笑 ★准确地表示愤怒、害怕、嫉妒、焦急、同情、倔强 ★以哭引人注意 ★能听从劝阻

年龄	感知与运动	认知与语言	情感与社会性
13～18个月	★走得稳 ★自己能蹲，不扶物就能复位 ★扶着一手，能上下楼梯2～3级 ★会跑，但不稳 ★味觉、嗅觉更灵敏，对物品有了手感 ★会扔出球去，但无方向 ★会用2～3块积木垒高 ★能抓住一支蜡笔用来涂画 ★能双手端碗 ★会试着自己用小勺进食 ★模仿成人做家务，如扫地 ★能控制大便 ★白天能控制小便	★开始自发地玩功能性游戏，如用玩具电话做出打电话的样子，开始知道书的概念，如喜欢模仿翻书页 ★喜欢玩有空间关系的游戏，如把水从一个容器倒入另一个容器中 ★理解简单的因果关系 ★挑出不同的物品 ★开始重复别人说过的话 ★开始对熟悉的物品和人说出名称和姓名，但还不能分得很细 ★会使用"动词"，如抱、吃、喝 ★模仿常见动物的叫声	★能在镜中辩认出自己，并能叫出自己镜像中的名字 ★对陌生人表示新奇 ★在很短的时间内表现出丰富的情绪变化，如兴高采烈、生气、悲伤等 ★看到别的小孩哭时，表现出痛苦的表情或跟着要哭，表现出同情心 ★受挫折时常发脾气 ★对选择玩具有偏爱 ★吮拇指习惯达到高峰，特别在睡觉时 ★喜欢单独玩或观看别人游戏活动 ★会依附熟悉的东西，如毯子 ★开始能理解并遵从成人简单的行为准则和规范 ★对常规的改变和所有的突然变迁表示反对，表现出情绪不稳定
19～24个月	★连续跑3～4米，但不稳 ★自己上下床（矮床） ★会用脚尖走路（4～5步），但不稳 ★一手扶拉杆自己下楼梯（5～8级） ★开始做原地的跳跃动作，如双脚跳起 ★能踢大球，蹲着玩 ★能双手举过头顶掷一个球 ★能根据音乐节奏做动作 ★用玻璃丝穿进扣子洞眼 ★会把5～6块积木搭成塔 ★能自己用汤匙吃东西 ★会主动表示大小便，白天基本不尿湿裤子 ★视力标准为0.5	★开始表示个人需要 ★能记住生活中熟悉物放置的固定地方 ★喜欢看电视 ★能数数1～5 ★**理**解事件发生的前后顺序 ★按指示办事 ★有了性别意识 ★对声音的反应越来越强烈，喜欢重复，如一遍又一遍地听一首歌 ★说3～5个字的句子 ★开始会用"我" ★说出常见东西的名称（50个）和用途 ★能说出故事讲的是什么 ★会回答生活上的问题	★能区别成人的表情 ★当父母或妈妈离开房间时会感到沮丧 ★在有提示的情况下，会说"请"和"谢谢" ★对自己的独立性和完成一些技能感到骄傲 ★不愿把东西给别人，只知道是"我的" ★情绪变化开始变慢，如能较长地延续某种情绪状态 ★交际性增强，较少表现出不友好和敌意 ★会帮忙做事，如学着把玩具收拾好 ★游戏时模仿父母的动作，如假装给娃娃喂饭、穿衣

年龄	感知与运动	认知与语言	情感与社会性
25～30个月	★能后退、侧着走和奔跑，能轻松地立定蹲下 ★会迈过低矮的障碍物 ★能交替双脚走楼梯，从楼梯末层跳下 ★能独脚站2～5秒 ★能随意滚球 ★举起手臂投掷，有方向 ★会骑三轮车和其他玩具车 ★会自己洗手、擦脸 ★会转动把手开门，旋开瓶盖取物 ★能用大号蜡笔涂涂画画，自己画垂直线、水平线 ★一页一页地用五指抓翻书页 ★会穿鞋袜、解衣扣、拉拉链	★知道大小、多少、上下，会比较多少、长短、大小 ★知道圆、方和三角形 ★知道红色，能数到10 ★用积木搭桥、火车 ★游戏时能用物体或自己的身体部位代表其他物体（如手指当牙刷） ★会问"这是什么？" ★会用"你""他""你们""他们"，会用连续词"和"、"跟" ★知道日用品名字（50个） ★会说简单的复合句，叙述经过的事 ★会背儿歌8～10首	★有简单的是非观念，知道打人不好 ★仍会发脾气 ★喜欢玩弄外生殖器 ★知道自己的全名 和小朋友一起玩简单的角色游戏，会相互模仿，有模糊的角色装扮意识 ★开始意识到他人的情感 ★开始能讨论自己的情感
31～36个月	★单脚站（5～10秒） ★能双脚离地腾空连续跳跃2～3次 ★能双脚交替灵活走楼梯 ★能走直线 ★能跨越一条短的平衡木 ★能将球扔出3米多 ★能按口令做操（4～8节），动作较准确 ★用积木（积塑）搭（或插）成较形象的物体 ★能模仿画圆、十字形 ★会扣衣扣，会穿简单外衣 ★试用筷子 ★晚上能控制大小便，不尿床 ★视力标准为0.6	让他画方形时，可能会画一个长方形 ★口数6～10，口手合一能数1～5 ★认识黄色、绿色 ★懂得"里""外" ★能用纸折小飞机 ★喜欢问"为什么" ★理解故事主要情节 ★认识并说出100张左右图片名称 ★能运用大约500个单词 ★能说出有5～6个字的复杂句子 ★开始运用"如果""和""但是"等词 ★知道何时使用礼貌用语 ★知道家里人的名字和简单的情况	★知道自己的性别及性的差异，能正确使用性别短语，倾向于玩属于自己性别的玩具和参加属于自己性别群体的活动 ★和别人一起玩简单的游戏，如玩"过家家"游戏 ★能和同龄小朋友分享同一事件，如把玩具分给别人 ★知道等待轮流，但常常不耐心 ★害怕黑暗和动物 ★兄弟姐妹之间会比赛和产生嫉妒 ★会整理玩具 ★自己上床睡觉 ★大吵大闹和发脾气已不常见，持续时间短 ★有时试图努力隐瞒自己的感情 ★对成功表现出积极的情感，对失败表现出消极的情感

三、0~3岁婴幼儿能力训练

婴儿刚出生时视、听、触、味、嗅觉等能力便已经具备，但还不是很完善，需要更多的外界刺激来帮助他们逐渐提升能力。

● 大动作能力

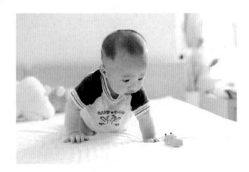

0~3岁婴幼儿的大动作主要指头颈部、躯干和四肢幅度较大的动作，如抬头、翻身、坐、爬、站、走、跳、独脚站、上下楼梯、四肢活动和姿势反应、躯体平衡等各种运动能力。

大动作能力训练方案

◎ 游戏：小肘撑起来

★ **培养技能**：上肢力量，颈背肌肉张力

★ **准备物品**：可移动的镜子，色彩鲜艳的玩具

★ **互动方式**：让宝宝俯卧，把可移动的镜子摆在其头侧，宝宝喜欢看镜中的自己，就会努力把上身撑起来。大人可以帮助宝宝把一侧肘部放好，让宝宝自己主动把另一侧也放好，使整个胸部都撑起来。宝宝很喜欢用肘和前臂将上半身撑起，这时能扩大视野，而且他（她）会伸一只胳臂去取身旁的玩具。

★ **成长与收获**：这项活动可以锻炼宝宝肘部的力量，等宝宝再大些时，便会把胳臂伸直，胸脯完全离开床铺，上身与床铺成90°角。

◎ 游戏：过山车

★ **培养技能**：大动作，平衡力

★ **准备物品**：充气塑料球、健身球或圆柱形抱枕

★ **互动方式**：爸爸妈妈用手稳稳地扶在宝宝身体一侧的肋骨处，让宝宝脸朝下趴在

球或抱枕上，然后扶着宝宝前后或左右滚动。注意，球不要充太足的气，这样既能滚动，又有往下按的空间。

★ **成长与收获**：此游戏可强化宝宝颈部肌肉，帮助颈部灵活转动，同时刺激宝宝前庭，增强肌肉的张力，促进平衡力的发展。

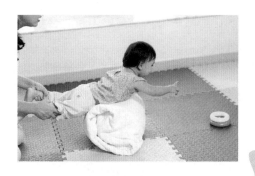

●精细动作能力

大运动和精细动作，在出生后头3年是迅速发展时期，3岁左右就完成基本发育。精细动作主要是手指的动作，以及随之而来的手眼配合能力，如取物、搭积木、绘图、扣纽扣、用筷子等。

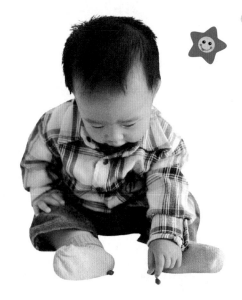

精细动作训练方案

◎游戏：虫虫飞

★ **培养技能**：锻炼手部肌肉，训练手眼协调能力

★ **准备物品**：无需准备任何物品

★ **互动方式**：妈妈坐在椅子上，宝宝背靠在妈妈怀里。妈妈扶着宝宝双手，握住其食指，把宝宝的两食指对拢又分开，在食指对拢时说"虫虫——"，分开时说"飞——"，反复进行几次后，放开宝宝的手，让宝宝自己活动手指，当宝宝听到训练者说"虫虫——飞"时，会自己把两个

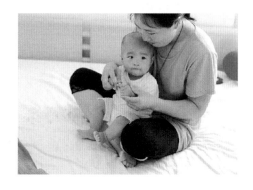

食指对在一起，说到"飞"时会把手指分开。

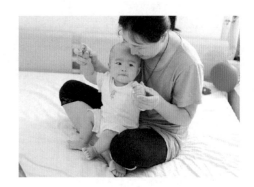

开始时宝宝用几个手指一起做"虫虫飞"的动作也是可以的，以后逐步提高到单用食指进行对指动作，但要求能配合着"虫虫——飞"的节奏进行。

★**成长与收获**：此游戏可锻炼手部肌肉，促进宝宝手眼协调。

◎**游戏：抠洞洞**

★**培养技能**：锻炼手指灵活性，提高认知能力

★**准备物品**：盒子、瓶子、小玩具或小糖果

★**互动方式**：

①把一个纸盒每一面开一个洞，在纸盒中放一个小玩具。在宝宝面前摇响纸盒并给宝宝玩。宝宝不会开盖子，就会用食指伸到洞里去取。开始时可以给以口头的指示或让宝宝看到盒子中的玩具等帮助，但不要扶住宝宝的手指去抠洞。

②用瓶口为2.5厘米的小瓶子，在瓶子中放一粒糖丸，放在宝宝面前，鼓励他（她）把糖丸抠出或倒出，再把糖丸放入瓶子里。

★**成长与收获**：此游戏主要训练宝宝抠瓶口、投放和摄取的技巧。可锻炼手指的灵活性。注意宝宝不要将小糖丸或其他小玩具放入口中。

●感知能力

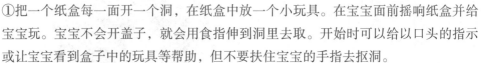

感知能力即人的五感发育。婴幼儿最早出现的是皮肤感觉，其后逐步表现出敏锐的视觉、听觉、味觉和嗅觉。

感知能力的训练方案

◎**游戏：小勺子里的美味**

★**培养技能**：味觉、咀嚼功能

★ **准备物品**：婴幼儿专用的小勺、小碗

★ **互动方式**：用小勺子给宝宝喂水、钙剂或果汁。开始用小勺时，只需盛部分液体，将小勺伸进宝宝舌中部，把小勺略作倾斜，将液体倒入口腔，小勺子仍留在舌中部，接住其从咽部反流出来的液体。因为宝宝有吐舌反射，刚开始接

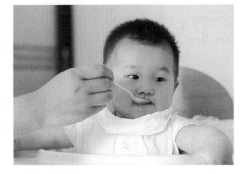

触勺子喂东西时，会自然用舌头抵出来，所以大人要有耐心，最好边哄边喂，说："乖乖，把口张开……"并做张嘴动作让宝宝模仿，待张开后马上将勺子放入。经过反复练习，宝宝学会见勺张嘴就好喂多了，液体也较少反流出来。

★ **成长与收获**：用勺子给宝宝喂食，不仅可以让宝宝尝试到更多的美味，有助于味觉的发育，同时能促进宝宝的咀嚼功能，还能培养宝宝对新事物的兴趣，从而激发宝宝今后吃食物的热情。

◎ 游戏：听听看

★ **培养技能**：听觉、语言

★ **准备物品**：不需要准备其他物品，但有摇椅更好

★ **互动方式**：

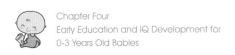

①给宝宝唱儿歌，在唱的过程中，巧妙加入家庭成员的称呼，让宝宝熟悉这些称呼。如"拔萝卜"，妈妈可以这样唱"拔萝卜，拔萝卜，嘿哟嘿哟拔不动"，然后就开始换成家庭成员的称呼："奶奶（爷爷、哥哥姐姐、叔叔阿姨……）呀，快快来，快来帮我们拔萝卜。"根据宝宝的接受能力灵活决定重复次数和添加的人数。

②在各种自然环境中进行。对宝宝，无论是在喂奶、洗澡还是换尿布时，都要用温柔、亲切、富有变化的语调告诉宝宝正在做什么。经常把宝宝抱起来，面对面地与他（她）说话；当宝宝躺着的时候，以他（她）为中心从不同的角度温柔地呼唤他（她）的名字。告诉其家里的电话声、洗衣机的声音、闹钟的声音。带宝宝外出散步时，可有意识地让他们听狗叫、鸟鸣、汽车的喇叭声等各种自然界的声音。

★ **成长与收获**：此游戏可提高宝宝认知能力、听觉和语言表达能力。

●认知能力

　　认知能力包括记忆力、思维能力、想象力、注意力等，0~1岁前的婴儿认知能力极弱，几乎没有固定的思维及想象力，2~3岁以后，随着年龄的增长与智力发育，幼儿的认知能力也随之增强。

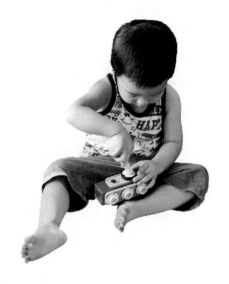

认知能力训练方案

◎游戏：玩具总动员

★**培养技能**：提高记忆力

★**准备物品**：球、拨浪鼓、积木、娃娃、图书

★**互动方式**：

①将球、拨浪鼓、积木、娃娃、图书等放在床上，并让宝宝坐在中间。

②当宝宝伸手要拿玩具时，用手蒙住其眼睛，将玩具更换位置，再让他们拿。

③反复进行5~6次之后，如果他（她）能够在转换位置后，选对物品，并且次数达到一半以上，那就很了不起了。

④宝宝认识各种玩具之后，大人坐下来和宝宝玩交换玩具的游戏，将游戏发展成亲子互动游戏。大人可以拿一个宝宝喜欢的玩具给他（她）看，然后要求宝宝选一个身边的玩具给自己来交换。

★**成长与收获**：这种亲子互动游戏可以很好地锻炼宝宝的记忆力和社会互动性，但不要挑那些复杂的东西让宝宝认识。宝宝不耐烦时，大人要耐心引导。

◎游戏：方位区分

★**培养技能**：学会区分物体的上和下

★**准备物品**：桌子、皮球、娃娃、汽车

★**互动方式**：先出示预先放好的桌子及玩具，告诉宝宝是些什么玩具，想一想这些东西都放在哪里。然后家长从旁引导宝宝："皮球在桌子上，汽车在桌子下。"等孩子有一定的概念后，把汽车、娃娃放到桌子下，请孩子仔细观察，引导宝宝说出"汽车在桌子下，娃娃在桌子下，皮球在桌子上"。此过程可重复让宝宝练习。最后让宝宝按要求把玩具放在桌子上或桌子下，并能说出来，说对了要给予鼓励。

★**成长与收获**：此游戏主要训练婴幼儿的空间认知能力，注意在教宝宝学句子时，要强调句子的完整性。

●语言能力

　　婴儿出生时的哇哇大哭代表他（她）第一次进入语言世界。他（她）用这种方式来表达从母体进入全新陌生世界的震惊。从那时起，宝宝就开始吸收形成他（她）以后说话方式所需要的语音、语调和词汇了。

语言能力的发展

　　语言能力的发展分为三个阶段：

◎0～1岁 感知语音、理解语言初级阶段

　　对此阶段的婴儿进行语言训练时，首先大人要多说给婴儿听，此时的婴儿自己还不会开口说话，但他们喜欢倾听，大人怎么说、说什么他们都会记在心里，并试着模仿。因此，"多说"即本阶段的训练重点。

◎1～2岁 表达语言发展阶段

　　此阶段的幼儿已经开始自己试着表达，说话早的孩子可能已经掌握一定的词汇量了。此阶段的训练重点是通过日常生活中的点滴，帮助其增加词汇；及时指导、示范发音，但不要刻意纠正幼儿不正确的发音，避免幼儿出现语言障碍；另外运用游戏、故事和儿歌对幼儿进行语言训练也是非常不错的选择。

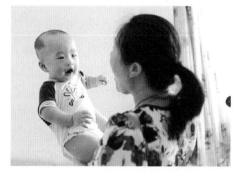

◎2～3岁 理解语言、表达语言增强阶段

　　2岁以上的幼儿语言沟通基本上没什么大问题，此阶段的训练要点是丰富

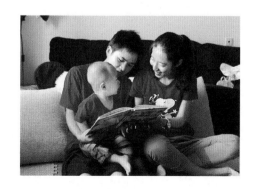

其生活，尽量扩大认知和交往的范围，适时地教会他们相应的词语。

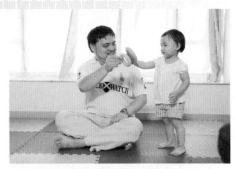

●社会适应性

　　社会适应性能力包括婴幼儿的自理能力、人际交往关系、情绪与人格的培养、自我意识的发展及意志力的发展等方面，早期婴儿的社会适应性主要表现在亲子关系上，2~3岁后，幼儿开始接触外面的人和事，逐渐有了自己独特的个性及人格。

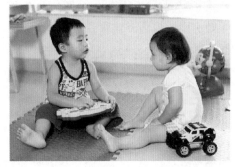

社会适应性的训练方案

◎游戏：妈妈的小帮手

★**培养技能**：语言表达能力、动手能力

★**准备物品**：小号的清洁用具

★**互动方式**：大人做清洁时，给宝宝准备一个小拖把或小扫把，鼓励宝宝一起动手。在动手的过程中可以教宝宝怎样才能把地扫干净，或如何擦桌子等。宝宝会非常高兴能帮助大人做些力所能及的家务活。

★**成长与收获**：让宝宝体会到劳动的艰辛，在增强了自理能力的同时，也理解了劳动的意义，从而懂得体贴家人。

◎游戏：请安静，悄悄听

★**培养技能**：学会安静，增强宝宝的自控力

★**准备物品**：无需准备任何物品

★**互动方式**：家长和宝宝都做好准备，关上门，关上一切音响设备，安安静静地坐好，闭上眼睛。这能让杂乱情绪消失，还可让宝宝感受到从前未感受到的细微声音，如远方车过声、风声、滴水声。几分钟后用耳语或手势表示结束，然后站起来，轻轻离开屋子，开始进行户外欢腾的活动。开始训练3分钟，以后渐延至5分钟。每周2次。

★**成长与收获**：幼儿经过几分钟的安静训练后，懂得保持安静才能更集中注意力，才听得到以前听不到的细微声音，并学习保持安静的方法。

♥ 语言能力的训练方案

◎游戏：趣识身体部位

★**培养技能**：认知能力、记忆力

★**准备物品**：不需要准备任何物品

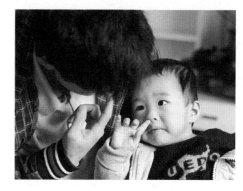

★**互动方式**：与宝宝面对面坐好，妈妈对宝宝说："妈妈的眼睛在哪里？"然后指着自己的眼睛告诉宝宝："妈妈的眼睛在这里。"然后依次告知宝宝鼻子、嘴巴、耳朵、手、脚等身体部位。也可以换成问宝宝："宝宝的眼睛在哪里？"鼓励宝宝自己用手指出来。

★**成长与收获**：有利于提高宝宝的记忆力与认知能力。经过一段时间的练习，宝宝就可以认识自己身上的各个器官。

◎游戏：故事会时间

★**培养技能**：语言表达能力，认识简单汉字

★**准备物品**：有趣的童话书

★**互动方式**：和宝宝一起读他（她）喜爱的童话书，可以试着问宝宝这些人是谁，他们正在做什么，他们在此之前做了些什么事，以及他们在下一页的剧情中会做什么。也可以与宝宝一起进行角色扮演，比如扮演小红帽，"外婆，开开门，我是小红帽"，然后问宝宝大灰狼说什么。一问一答间，将故事演绎下去。

★**成长与收获**：在讲故事的同时教婴儿认识简单的汉字，比如问宝宝："小红帽在哪里呀？"让宝宝指出这三个字。这样在阅读的过程中，宝宝不知不觉就能掌握许多汉字。

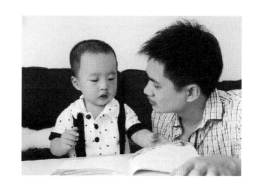

图书在版编目（CIP）数据

做最好的育儿师 / 王慎明编著. -- 成都：四川科
学技术出版社, 2013.5
ISBN 978-7-5364-7588-5

Ⅰ.①做… Ⅱ.①王… Ⅲ.①婴幼儿－哺育－基本知
识 Ⅳ.①TS976.31

中国版本图书馆CIP数据核字(2013)第057070号

做最好的育儿师

编 著 者	王慎明
责 任 编 辑	杨晓黎
封 面 设 计	◉中映良品（0755）26740502
责 任 出 版	周红君
出 版 发 行	四川出版集团·四川科学技术出版社
	地址：四川省成都市三洞桥路12号　邮政编码：610031
	网址：www.sckjs.com　传真：028-87734039
规 格	787mm×1092mm　1/16
印 张	10
字 数	180千字
印 刷	深圳市华信图文印务有限公司
版次/印次	2013年5月第1版　2013年5月第1次印刷
定 价	29.80元

ISBN 978-7-5364-7588-5

本社发行部邮购组地址：四川省成都市三洞桥路12号
电话：028-87734035　邮政编码：610031